PRIX : 1 FRANC.

DE LA

CONSTIPATION,

DES MAUVAISES DIGESTIONS, ETC.

NOUVELLE MÉTHODE,

(OU MOYEN NATUREL,)

curative, préservative et fortifiante,

(SIMPLE ET AGRÉABLE,)

BASÉE

SUR L'ALIMENTATION,

SPÉCIALEMENT APPLICABLE

AUX MALADIES DES VOIES DIGESTIVES,

ET CONFIRMÉE

PAR UN TRÈS-GRAND NOMBRE DE GUÉRISONS, OPÉRÉES PAR CETTE MÉTHODE, SANS SECOURS D'AUCUNE ESPÈCE DE MÉDICAMENT.

24e ÉDITION.

Ouvrage entièrement refait.

Cet ouvrage se vend chez tous les libraires de Paris et des Départements, et à la Maison Warton, à Paris, rue Richelieu, nº 68 (*lieu de sa publication*), au prix de 1 fr. Pour recevoir l'ouvrage, *franco*, par la poste, il faut envoyer à la Maison Warton le prix de 1 fr. 50 c. en un bon sur la poste, affranchi : elle l'expédie toujours par le premier courrier.

L'*Ervalenta* arrive au public seulement par la voie de la Maison WARTON, à Paris, rue Richelieu, n° 68. Chaque paquet pesant *quatre* kilogrammes, revêtu de la signature et du cachet de cette Maison, se vend au prix de 12 fr. 50 c. Le paquet contient *des Instructions pour l'emploi de l'Ervalenta.* Pour la forme de la signature et du cachet, voir l'Appendice de ce Livre, section III.

Les paquets d'Ervalenta sont de *quatre* kilogrammes parce que le consommateur ne pourrait juger convenablement de l'effet salutaire que cette substance est destinée à produire sur lui si les paquets contenaient moins.

Pour chaque paquet d'Ervalenta qui doit être envoyé par les messageries, il faut ajouter au prix de 12 fr. 50 c. la somme de 75 c. pour la caisse d'emballage. La caisse est nécessaire pour empêcher que l'Ervalenta ne soit endommagé en route.

L'envoi de l'argent de la province à Paris se fait, soit par un billet à présentation sur une Maison de Paris, soit par un bon sur la poste, soit par remboursement (*franco*) *par les messageries* (voir la page 4 de cette couverture). La commande contenant le billet ou le bon doit être affranchie.

La *Mélasse Warton* arrive au public, comme l'Ervalenta, seulement par la voie de la Maison WARTON. Chaque bouteille, revêtue de la signature et du cachet de cette Maison, contient trois kilogrammes, et se vend 7 fr. 50 c., *plus* 75 c. pour la bouteille ; et si la Mélasse doit être envoyée par les messageries, 75 c. en sus pour la caisse d'emballage. Pour se procurer cette Mélasse véritable, il faut faire grande attention à la signature et au cachet dont les bouteilles sont revêtues. (Voir l'*Appendice* citée.)

Les bouteilles de Mélasse sont de *trois* kilogrammes, parce que le consommateur ne pourrait pas juger convenablement de l'effet salutaire que cette substance est destinée à produire sur lui, si les bouteilles contenaient moins.

Nous ne recouvrons pas par remboursement pour la Mélasse, si l'on n'en commande au moins *deux* bouteilles, ou si l'on ne demande de l'Ervalenta en même temps.

La lettre contenant la demande et le billet ou le bon doit être *affranchie.*

On peut se procurer les paquets d'Ervalenta et les bouteilles de Mélasse Warton chez tous les libraires de Paris et des départements, et à moins de frais, si l'on demeure en province, qu'en s'adressant directement à la Maison Warton, à Paris.

Cependant il est important ici de faire observer que la remise que nous accordons aux libraires, comme bénéfice sur les paquets de l'Ervalenta et sur les bouteilles de Mélasse, ne fait que les récompenser *tout simplement* de leurs peines, et, par conséquent, ne suffit nullement pour les mettre à même de supporter, sur un paquet de l'Ervalenta ou sur une bouteille de la Mélasse (*objets si volumineux et si lourds, relativement à la modicité de leur prix*), aucune partie des frais de transport, de caisse d'emballage, etc. etc. C'est pourquoi les libraires ajoutent toujours ces frais aux prix de Paris, que nous avons cotés à la page II de cette couverture.

Les frais qu'ajoutera le libraire aux prix de Paris, pour pouvoir rentrer dans ses déboursés de transports, etc. etc., seront, pour un paquet de l'Ervalenta, *environ* comme il suit :

		fr.	c.
Pour une ville	de 10 à 20 lieues de Paris. . . .	1 fr.	75 c.
—	de 20 à 37 ½	2	»
—	de 37 ½ à 55	2	25
—	de 55 à 75.	2	50
—	de 75 à 100.	3	»
—	de 100 à 125.	3	50
—	de 125 à 150.	3	75
—	de 150 à 187 ½.	4	»

Les frais qu'ajoutera le libraire sur une bouteille de Mélasse seront plus élevés, peut-être de 40 centimes, qu'ils ne le seraient sur un paquet de l'Ervalenta : la raison en est dans la nécessité où se trouve le libraire de faire emballer la Mélasse dans une caisse à part, de crainte qu'étant emballée avec d'autres marchandises, et la bouteille venant à se casser, ces marchandises ne soient détériorées.

Il y a beaucoup de libraires qui tiennent toujours en magasin les paquets de l'Ervalenta et les bouteilles de Mélasse Warton ; car *il a été reconnu*, lors de notre procès devant la Cour Royale de Paris, *que ces objets ne sont pas du domaine de la pharmacie.* Mais ces libraires ne peuvent jamais fournir aucun de ces articles sans ajouter aux prix de Paris les frais pour le transport, etc. etc., que nous venons d'indiquer.

En faisant venir de Paris, par les libraires, les paquets de l'Er-

Valenta et les bouteilles de Mélasse, il y a un avantage pour le consommateur : c'est qu'il les reçoit plus promptement que par tout autre commerçant, parce que ce sont les libraires qui ont les rapports les plus fréquents et les plus réguliers avec Paris. Pour les frais de transport chez les libraires, ils ne sont pas plus élevés que chez les autres commerçants, et, en bien des cas, ils sont moins élevés.

Les libraires ne feront payer que les deux tiers ou un peu plus de la moitié des frais que nous avons indiqués dans la table (page III de cette Couverture), quand ils recevront de Paris des ballots très lourds, et par des moyens de transport bien plus lents, mais beaucoup moins coûteux.

Comme plusieurs libraires nous ont fait la demande d'un dépôt de l'Ervalenta et de la Mélasse, il convient ici d'avertir la librairie en général que nous ne donnons *plus* de dépôts.

Il faut ajouter encore que nous ne faisons pas d'affaires directement avec les libraires de province, mais seulement par la voie de leurs commissionnaires à Paris. Nous invitons, en conséquence, les libraires de province qui pourraient n'avoir pas reçu notre circulaire relative à la remise que nous leur accordons sur les paquets de l'Ervalenta et sur les bouteilles de la Mélasse, nous les invitons, disons-nous, à faire la demande d'un exemplaire de cette circulaire. Nous leur faisons cette invitation dans leur propre intérêt, c'est-à-dire, pour empêcher qu'aucune Maison à Paris, à laquelle ils pourraient donner la commission de prendre l'un ou l'autre de ces articles chez nous, ne soit à même de leur enlever la moindre partie du bénéfice que nous leur accordons. Nous les prions d'affranchir leurs lettres de demande, parce que, comme nous refusons toutes celles non affranchies, les leurs seraient nécessairement refusées aussi ; par compensation nous affranchirons notre réponse.

Quand on nous fait une commande pour être expédiée par les *messageries*, nous recouvrons par remboursement, si le consommateur le désire ; mais si la commande doit être expédiée par le *roulage*, soit accéléré, soit ordinaire, nous ne recouvrons pas par remboursement ; c'est pourquoi, dans ce dernier cas, il faut nous envoyer, avec la commande, un billet à présentation sur une Maison de Paris, ou un bon sur la poste pour le paiement.

DE LA

CONSTIPATION,

DES MAUVAISES DIGESTIONS, ETC.

PARIS. — TYPOGRAPHIE WITTERSHEIM, RUE MONTMORENCY, 8.

DE LA

CONSTIPATION,

DES MAUVAISES DIGESTIONS, ETC.

NOUVELLE MÉTHODE,

(OU MOYEN NATUREL,)

curative, préservative et fortifiante,

(SIMPLE ET AGRÉABLE,)

BASÉE

SUR L'ALIMENTATION,

SPÉCIALEMENT APPLICABLE

AUX MALADIES DES VOIES DIGESTIVES,

ET CONFIRMÉE

PAR UN TRÈS-GRAND NOMBRE DE GUÉRISONS, OPÉRÉES PAR CETTE MÉTHODE, SANS SECOURS D'AUCUNE ESPÈCE DE MÉDICAMENT.

24e ÉDITION.

Ouvrage entièrement refait.

PARIS,

A LA MAISON WARTON, RUE RICHELIEU, N° 68.

LONDRES,

Mr YOUENS, 36, FARRINGDON STREET, CITY.

1847.

NOUVELLE MÉTHODE, ETC.

La *Méthode Curative, Préservative, et Fortifiante, basée sur l'Alimentation*, s'écarte à tous égards de ces systèmes douteux et incertains qui cherchent à se répandre avant d'avoir été confirmés par un nombre suffisant d'observations. La *Méthode Alimentaire* n'en est pas à son début, elle a d'abord été soumise à des essais rigoureux, puis elle s'est propagée par sa propre puissance, et maintenant qu'elle est sanctionnée par *un très-grand nombre de guérisons* opérées tant en France qu'en Angleterre etc., elle vient prendre le rang que lui méritent et que lui assurent les services qu'elle a déjà rendus.

Nous ne chercherons à faire prévaloir cette Méthode ni par la théorie ni par le raisonnement, mais bien par l'observation et l'expérience, ces deux flambeaux des connaissances *positives*. Cependant, avant de mettre sous les yeux du lecteur les nombreuses preuves de l'efficacité de la Méthode Alimentaire, nous indiquerons les principes sur lesquels elle repose (1).

---

(1) Nous donnons dans ce livre un nombre très-considérable de Documents, Certificats, Témoignages, Déclarations, et Attestations, pour convaincre le lecteur que jamais peut-être moyen curatif n'a fourni des preuves aussi claires, aussi complètes, aussi incontesta-

La *Méthode Alimentaire* diffère des autres systèmes et par ses principes et par ses moyens. Que l'on n'aille pas croire, d'après ces premiers mots, que c'est un bouleversement des idées reçues jusqu'à ce jour : non, c'est tout simplement une coordination de tous les travaux physiologiques, pathologiques, et chimiques, qui, dans ces derniers temps, ont si considérablement avancé la connaissance des phénomènes de la vie. Ces documents scientifiques, aussi nombreux que profonds, en déterminant nettement les diverses fonctions organiques, ont tous fait ressortir l'importance de la nutrition pour le maintien de la santé. La fonction digestive est le pivot de la vie; chacun le sent, la science le confirme; aussi, parmi les causes déterminantes des maladies, les pathologistes placent-ils en première ligne le trouble des

---

bles, et aussi multipliées; car, en lisant ces Pièces, il remarquera : — 1° que les personnes qui déclarent, attestent, déposent, ne sont pas obscures, mais, au contraire, bien connues : ce sont des médecins, des ecclésiastiques, des fonctionnaires publics, des propriétaires, des négociants, etc. etc.; 2° que leurs résidences ne sont pas décrites vaguement, mais en général indiquées avec la plus grande précision; 3° que ce ne sont pas des personnes qui demeurent toutes dans le même voisinage, où l'on pourrait soupçonner l'une d'influencer l'autre; ou des personnes qui, par la raison qu'elles auraient été facilement visitées par celui en faveur de qui elles portent témoignage, pourraient être soupçonnées d'avoir été influencées indûment par cet individu; mais, au contraire, le lecteur remarquera qu'elles sont dispersées sur tout le sol de la France, en Angleterre, et dans d'autres contrées; 4° (enfin, il observera) qu'il y a entre eux des personnes qui, après nous avoir écrit une fois des déclarations, *confirment*, à une époque *postérieure*, leurs premiers témoignages par de *nouveaux*, donnant ainsi la preuve que l'amélioration qu'elles avaient obtenue dans leur santé par la Méthode Alimentaire, n'était pas passagère, mais durable.

digestions. Si l'on considère, en effet, l'influence de la digestion sur les autres fonctions, on ne tarde pas à reconnaître que son dérangement ne manque pas d'amener des altérations du sang et des sécrétions, des maladies organiques, et des troubles dans les différentes fonctions du corps. En réfléchissant à toutes les affections dont la mauvaise digestion est la cause, ou sur lesquelles elle réagit puissamment, on ne pourra que s'étonner qu'on ne lui ait point porté plus d'attention jusqu'à présent dans le traitement des maladies, et l'on conviendra que la fonction digestive mérite à juste titre de servir de base à une *Méthode Curative, Préservative, et Fortifiante.*

Les moyens de cette Méthode sont en harmonie avec ses principes : des aliments doués de la propriété de régulariser les fonctions digestives et de fortifier l'organisme, voilà toutes les armes qu'elle emploie.

Le système alimentaire est exempt d'obstacles dans son application, et l'on ne pourra lui reprocher le moindre inconvénient.

Nous aurions voulu garder le silence sur la puissance curative de cette méthode, car on se fera une meilleure idée de son étendue par la lecture des attestations des guérisons qu'elle a opérées; mais nous croyons cependant devoir exprimer notre opinion à cet égard. Nous ne considérons, nous, la Méthode Alimentaire ni comme cette panacée tant recherchée par les alchimistes, ni comme un spécifique de toutes les maladies; mais nous soutenons, et cela est confirmé par des preuves irrécusables, fournies dans les guérisons, que nos moyens constituent un remède générique, capable de guérir ou d'amender le plus grand nombre de maladies, et principalement celles qui ont leur siége dans les organes digestifs.

Cependant il ne faut pas croire que ce traitement puisse,

en très-peu de jours, guérir une maladie qui a plusieurs années de date. Les eaux sulfureuses naturelles agissent merveilleusement dans les maladies de la peau, les rhumatismes, et autres douleurs ; les eaux de Vichy ne sont pas moins efficaces pour les maladies de la vessie ; mais les effets de ces eaux ne commencent à se manifester qu'après un usage de 10 à 15 jours. Le Traitement Alimentaire aussi opère ses guérisons presque insensiblement, petit à petit, un peu tous les jours, mais il les opère sûrement.

Ce mode d'action, si différent de celui des médicaments proprement dits, nous engage à prévenir les lecteurs que la plénitude du succès de cette Méthode repose et sur l'observation fidèle de ce qu'elle prescrit, et sur la persévérance : par conséquent, ceux qui voudraient exiger que l'effet curatif fût évident dès le premier jour, et ceux qui ne voudraient pas suivre les prescriptions indiquées, peuvent se dispenser de commencer le traitement ; il n'y a de succès assuré que pour ceux qui suivront tous les préceptes ; et ils sont trop simples et trop faciles pour que l'on doive avoir la moindre répugnance à s'y soumettre.

Nous allons maintenant, pour faire bien apprécier toute l'importance de la Méthode Alimentaire, exposer succinctement l'importance de la fonction digestive, énumérer les principales maladies des organes de la digestion, démontrer les conséquences fâcheuses qui en résultent, et l'insuffisance des traitements qu'on leur avait ordinairement opposés jusqu'à présent.

NOUVELLE MÉTHODE, ETC.

CHAPITRE I.

Importance de la Fonction Digestive. — Indication de l'Etat Normal et Salutaire des Organes Digestifs.

Toutes les autres fonctions du corps humain sont sous la dépendance plus ou moins immédiate de la fonction *nutritive*. Cette fonction a pour but, comme son nom l'indique, de nourrir, de raviver, tous nos organes, c'est-à-dire d'entretenir leurs forces et de réparer leurs pertes. Cela dit assez combien la fonction de nutrition est importante et nécessaire.

Les aliments ne sont véritablement nutritifs qu'après avoir été élaborés dans l'appareil digestif. Cet appareil se compose de plusieurs organes : la bouche et les dents pour la mastication ; la langue, le pharynx, et l'œsophage, pour la déglutition ; l'estomac et les intestins pour la digestion proprement dite, ou opération qui rend les aliments miscibles et assimilables. Ces deux derniers organes doivent donc être regardés comme des plus essentiels de la vie organique, puisque c'est à travers leur tissu que passe l'élément nutritif des aliments pour se répandre dans l'économie animale, pendant qu'ils retiennent les parties inertes ou inutiles pour les rejeter dans la défécation.

L'estomac et les intestins sont donc, à cause de leurs fonctions, entre les organes qui ont le plus de rapport avec tous les autres organes de notre économie. Quand ils exercent facilement leurs fonctions, nous éprouvons du bien-être, nous nous sentons heureux ; tandis qu'une mauvaise digestion suffit pour nous prédisposer à l'impatience, et pour nous rendre tristes, et même hypochondriaques. L'importance de ces organes nous fait assez voir que ce sont ceux qu'en général il importe le plus de soigner, tant en santé qu'en maladie ; et c'est ce qui porte l'hygiéniste Thouvenel à dire : *Sans de bonnes digestions, vous ne pouvez espérer ni plaisirs, ni bonheur dans la vie.*

Cependant, rien n'est plus rare que de prêter quelque attention à la marche des digestions, et cela, sans qu'on se doute des suites fâcheuses de cette négligence. Objectera-t-on que les animaux n'apportent aucun raisonnement dans leur alimentation, et qu'ils ne s'en portent que mieux ? Une pareille objection ne serait pas juste : les animaux ont un instinct qui leur sert de raison, et ce qui le prouve, entre autres choses, c'est que l'homme ne reconnaît les plantes vénéneuses que quand on lui a appris à les distinguer, tandis que les animaux broutent les herbes qui sont autour, et ne touchent pas aux plantes malfaisantes. Le chien se fait son propre médecin dès qu'il se sent incommodé. Puisque l'homme n'a pas pour guide l'instinct des animaux, et qu'il possède de plus la raison et l'intelligence, il est de son devoir de faire intervenir ces deux nobles facultés dans l'exécution de tous les actes de la vie. Et si l'on apportait un peu d'attention à la marche des organes digestifs, certainement le nombre des malades serait comparativement restreint; au lieu que la négligeance de la fonction digestive rend les maladies bien plus nombreuses et plus persistantes.

Pour nous avertir de l'état des digestions, la nature nous a donné une indication semblable aux indications du thermomètre pour les degrés de température, du baromètre pour la pression atmosphérique, du pendule pour mesurer le temps. Cette indication est dans l'état des évacuations alvines.

Quand on jouit d'une santé parfaite, quand les digestions suivent une marche normale, quand les aliments sont bien élaborés dans l'estomac, et qu'ils traversent le tube intestinal pour être épuisés de leur matière assimilable, le résidu excrémentitiel ne séjourne pas trop longtemps dans le gros intestin, il est homogène, bien moulé, d'une consistance molle, n'exige pas de grands efforts pour son évacuation, n'irrite ni le rectum ni l'anus, et ne provoque pas d'hémorroïdes. De plus, comme le dit le docteur Besuchet, « les selles dans l'état de santé et de bonne digestion doivent avoir fort peu d'odeur. »

Si les selles présentent des caractères différents de ceux que nous venons d'indiquer, il doit exister une altération quelconque des organes digestifs. Mais malheureusement on éprouve des changements assez considérables et continués sans y faire attention, surtout quand ils ne provoquent pas de douleur; on les néglige, la maladie s'aggrave peu à peu, et finit par constituer une de ces maladies chroniques qu'il est si difficile de guérir, et qu'il eût été si facile de prévenir.

Parmi les dérangements des évacuations alvines, l'un des plus graves est l'accumulation des fèces dans l'intestin : on l'appelle CONSTIPATION. L'accumulation des excréments échauffe les intestins; cette irritation, en déterminant une augmentation de chaleur locale, dessèche les matières fécales, et augmente tellement les difficultés de leur expulsion, que l'on est presque toujours obligé de recourir aux lavements, aux bains, ou aux purgatifs, moyens qui finissent ordinairement par ne plus produire aucun résultat, et par aggraver même la maladie. Ce ne sont pas encore là les seules conséquences de la constipation. Les intestins influent sur l'estomac et sympathisent avec lui; et quand les intestins sont malades, l'estomac ne tarde pas à le devenir : aussi, dans les cas de constipation, la nutrition n'est pas ordinairement suffisante, et la constitution de l'individu en souffre plus ou moins. D'autres fois, la digestion stomacale continue à se bien faire; mais, dans ce cas, la quantité de matières assimilées est chaque jour plus considérable que ce que l'on perd par les sécrétions; il en résulte un état qu'on appelle vulgairement *excès de santé*, et qui est une tendance à la pléthore, aux inflammations, à l'apoplexie.

Quand le dérangement des intestins constitue le *dévoiement* ou la *dyssenterie*, on ne peut pas ne pas s'en apercevoir; car les douleurs qu'elles occasionnent, et le nombre de fois qu'elles forcent à visiter la garde-robe, engagent les malades à se soigner dès le premier jour. Mais il n'en est pas de même quand les évacuations ne sont qu'un peu plus molles, plus copieuses, ou plus répétées que dans l'état normal. Dans ces cas cependant, les conséquences peuvent être graves. Dès que les matières persistent à être plus molles qu'à l'ordinaire, c'est-à-dire, à avoir une consistance de pulpe ou de bouillie, sans être moulées, c'est une preuve que les aliments sont expulsés sans avoir été entièrement épuisés par les forces digestives; ce qui fait que, bien que l'individu conserve son appétit, bien qu'il mange beaucoup, sa constitution ne manque pas de s'affaiblir, puisqu'il ne profite qu'en partie de l'élément nutritif des aliments qu'il consomme, et que la quantité de matière assimilée n'est plus suffisante pour réparer les pertes journalières.

Nous attachons tant d'importance à la nature et à la consistance des évacuations alvines, parce que ces changements de forme et d'aspect des excréments sont des indications non équivoques d'une perturbation dans l'état et la marche des viscères abdominaux.

Parmi les autres caractères des dérangements des organes digestifs nous signalerons : l'empâtement de la bouche, la langue chargée, les aigreurs d'estomac, le manque d'appétit, un sentiment de pesanteur et de douleur dans la région de l'estomac, les nausées, renvois ou éructations ; l'oppression, l'abattement, l'interruption du sommeil, etc. etc.

Nous ne saurions trop recommander de surveiller la marche des évacuations, et de faire de temps en temps un retour sur soi-même, pour voir si l'on ne serait pas atteint de quelque indisposition habituelle des voies digestives. Nous réitérons cette recommandation, parce que, si l'on commence à supporter sans y faire attention une légère incommodité de cette espèce, on s'habitue à la tolérer, quoiqu'elle devienne plus grave, et l'on finit même par croire qu'elle fait partie de la constitution particulière. Or, l'on comprendra que ces indispositions, en prenant racine, nuisent nécessairement au tempérament, et ne doivent pas manquer d'occasionner des maladies qui, dans un grand nombre de cas, conduisent peu à peu vers le tombeau.

Pour donner plus de poids à ces conseils, on pourrait citer mille exemples, car ils pullulent : nous n'en donnerons qu'un seul ; mais celui-là suffira pour convaincre les plus insouciants. On verra un homme fort et robuste succomber aux suites de ces indispositions que l'on néglige si souvent.

(Ce que nous allons ajouter est extrait d'une *Notice sur la Vie de* Broussais par le docteur De Montègre, son secrétaire.)

F.-J.-V. Broussais, professeur à la Faculté de Médecine de Paris, membre de l'Institut et de l'Académie royale de Médecine, longtemps médecin en chef du Val-de-Grâce, etc., était d'une stature au-dessus de la moyenne. Ce qui frappait tout d'abord dans sa personne, c'était une apparence de vigueur et de force ; ses épaules étaient fort larges, ses bras et ses cuisses énormes, ses mains étaient fortes et épaisses. L'activité prodigieuse de corps dont il était doué dans sa jeunesse n'avait été que faiblement atteinte par l'âge. Il était impossible de le voir sans avoir aussitôt l'idée d'un être puissant; son cou principalement portait ce caractère de force qu'on remarque dans les hommes d'une grande vigueur corporelle. Il avait les organes dans l'état du plus parfait équilibre, et d'une énergie capable d'user celle de plusieurs hommes; sa voix infatigable a souvent lassé deux ou trois auditoires de suite : il était comme un type de la vie normale des organes.

Peu de temps après le choléra, Broussais éprouva quelques dérangements du ventre; ses selles commencèrent à devenir plus fréquentes, parfois diarrhéiques, elles étaient très-rarement moulées. Il espérait arrêter cette affection dès qu'il le voudrait, comme il le disait quelquefois, et il n'y apporta pas les soins convenables. Cependant, peu de mois après, le désordre de ses évacuations alvines avait continué au point qu'elles étaient quelquefois presque involontaires. Son état alla toujours en empirant. Je le revis après l'avoir perdu de vue pendant plusieurs mois, et je fus frappé de l'altération que je remarquai en lui; il avait alors le teint pâle, et quelquefois même jaune, ce qui était chez lui extrêmement rare; il avait maigri beaucoup, et il ne pouvait plus faire à pied les courses pour lesquelles il avait tant de goût. Les nuits étaient le temps le plus pénible pour lui; il était réveillé par une envie d'uriner : le lieu où reposait l'affection, comme le démontra l'autopsie, explique les sympathies qui se développèrent entre l'action de la vessie et celle du rectum. On conçoit combien cette privation de sommeil devait altérer la santé d'un homme pour qui le repos était un besoin impérieux.

A la diarrhée chronique succéda une constipation qui se montra rebelle à tous les moyens qu'on lui opposa : lavements, purgatifs, introduction de mèches, de topiques, tout échoua.

L'amaigrissement était extrême depuis longtemps; le canal fonctionnait d'une manière incomplète; l'organisme tout entier avait reçu une atteinte profonde par la souffrance du rectum : la mort est venue ainsi par usure chez un homme d'une vigueur athlétique, mais que le canal intestinal gouvernait despotiquement; il a cessé de vivre dès qu'il a cessé de pouvoir digérer assez activement. Il est mort par un défaut d'alimentation suffisante, non parce qu'il ne mangeait pas assez, mais parce qu'il ne digérait pas bien; il est mort faute de pouvoir assimiler. Cet état avait commencé par une maladie qu'il a négligée dans les premiers temps. Il avait bien reconnu l'existence d'une inflammation chronique du rectum, et je l'ai plusieurs fois entendu dire en en parlant : J'arrêterai cela quand je voudrai ; j'ai de trop bons organes pour avoir jamais de dégénérescence.

En résumé, Broussais est mort, comme l'autopsie l'a démontré, d'une inflammation chronique du rectum, accompagnée d'ulcération. — Ajoutons encore ce que disait le baron Larrey, en parlant de la mort de Broussais : « Une lésion des organes de la vie de nutrition, déclarée depuis quelques mois, le minait sourdement, et l'a conduit, presque à son insu, au marasme, et à la mort. »

Cet exemple montre, 1° qu'il ne faut pas négliger les maladies des voies digestives ; 2° que les malades doivent apporter un soin tout particulier dans le choix des aliments; parce que, s'ils traversent le canal sans être digérés, c'est comme si l'on ne les avait pas pris. On voit par-là combien il est utile de connaître une alimentation proportionnée aux forces digestives, et tout le bien qu'on peut en retirer dans mille cas divers. Cette indication se trouve dans un des chapitres suivants.

CHAPITRE II.

Conséquences d'un État Maladif des Organes de la Digestion.

Bien que tous les dérangements des organes digestifs entraînent à peu près les mêmes conséquences, nous croyons devoir les considérer successivement pour mieux les préciser.

CONSÉQUENCES DE LA CONSTIPATION.

En supposant même les intestins dans l'état normal, quand la constipation commence à se manifester, on comprend que le séjour prolongé des excréments doit suffire à lui seul pour déterminer une inflammation locale ; et comme les inflammations tendent à s'étendre, et que d'ailleurs il existe une grande sympathie entre l'estomac et les intestins, on voit toujours survenir, dans les cas de constipation, un dérangement plus ou moins sensible de l'estomac. Voilà la première conséquence de la constipation : elle n'est que trop souvent le prélude d'autres maux bien plus graves. Le premier dérangement de l'estomac augmente petit à petit, et ne tarde pas à constituer un embarras gastrique ou une gastralgie, différents états de l'estomac, qui rendent les digestions lentes, incomplètes, et difficiles. De leur côté, les excréments échauffent de plus en plus l'intestin, les évacuations deviennent de plus en plus difficiles, ce qui ne manque pas de provoquer des hémorrhoïdes et de déterminer un sentiment de pesanteur dans l'abdomen, signe précurseur même de l'hypochondrie. Les malades tombent dans un état d'abattement ou de tristesse plus ou moins prononcé ; ils prennent moins d'aliments, et ceux qu'ils mangent ne sont pas complètement élaborés, leurs forces diminuent insensiblement, et les organes essentiels à la vie perdent leur vigueur normale. On voit déjà que la constipation, d'abord indisposition légère à laquelle on ne prête que peu d'attention, tend à plonger peu à peu les personnes qui en sont atteintes dans un état d'affaiblissement physique et moral ; état qui, à son tour, est une cause prédisposante et déterminante d'autres maladies. *Cause prédisposante,* en ce que les constitutions faibles ne résistent pas aux variations atmosphériques, aux miasmes, et aux mille autres circonstances qui provoquent rhumes, maladies de poitrine, fièvres, etc., etc. *Cause déterminante,* en ce que, quand les digestions sont difficiles et incomplètes, la nutrition devient insuffisante, et cela conduit au dépérissement général, à la consomption pulmonaire, à la chlorose, aux maladies scrophuleuses et lymphatiques, etc., selon les prédispositions que l'on peut avoir.

Un autre genre de constipation est le partage de quelques personnes qui se croient douées de la santé la plus robuste : cette constipation n'est pas aussi grave que celle dont nous venons de parler, mais elle n'en a pas moins ses inconvénients. Elle occasionne des lourdeurs de tête et des éblouissements, et prédispose à la congestion cérébrale, à l'apoplexie.

Il serait trop long d'énumérer toutes les maladies qui peuvent être le résultat de la constipation habituelle : ce qui précède suffit pour faire sentir toute la gravité des conséquences de cette indisposition, qui ne mérite que trop la qualification de *maladie.*

Conséquences de la Diarrhée Chronique. — Les conséquences de la diarrhée ne sont pas moins funestes que celles de la constipation. Lorsque cette maladie se prolonge, les malades ont du dégoût pour les aliments, ou s'ils conservent encore quelque appétit, ils profitent peu de la nourriture qu'ils prennent, parce que, comme nous l'avons déjà dit, les aliments qui traversent le tube intestinal sans avoir été convenablement élaborés par les forces digestives, ne sont qu'en partie assimilés, et par conséquent ne restaurent qu'en partie les malades. Il survient chez eux un état de faiblesse et de prostration de forces, véritable affaiblissement de l'organisme qui favorise ou détermine bien d'autres maladies.

Conséquences de la Dyspepsie, de la Gastrite et de la Gastralgie, de l'Entérite et de l'Entéralgie. — La nutrition n'est jamais complète chez les personnes atteintes d'une de ces maladies; par conséquent on observe chez elles les mêmes suites fâcheuses des mauvaises digestions que nous avons indiquées en parlant de la constipation. De plus, elles sont très-disposées aux affections morales. Ce double affaiblissement, physique et moral, rend le système nerveux plus sujet à être affecté par les causes les plus légères, et prédispose aux défaillances, aux tremblements, aux maux de tête, aux étourdissements, aux douleurs au-dessus des sourcils, à la migraine; enfin à des douleurs aux différentes parties du corps.

CHAPITRE III.

Citations des Ouvrages de quelques Médecins des plus éminents touchant les mauvaises conséquences d'un État Maladif des Organes de la Digestion, et la Nécessité de régulariser la Fonction Digestive.

« L'état de *constipation* influe d'une manière bien fâcheuse sur la *digestion.* » TOLLARD (1).

---

(1) *Rapport sur le Travail du docteur Besuchet, sur la Gastrite*, p. 153.

« La *moindre perturbation* dans les fonctions digestives amène le *trouble* et le *désordre* dans toutes les autres. »

BESUCHET (2). *Comparez le n°* (23).

« Le retour de l'évacuation périodique ordinaire peut devenir irrégulier par différentes causes, qui, jointes à la faculté que possèdent les gros intestins de se laisser distendre sans qu'il survienne aucun malaise, donne fréquemment lieu à l'accumulation progressive des fèces (*matières excrémentitielles*), d'où résultent l'interruption de l'action de l'estomac et de celle des intestins, et, par la suite, des affections *très-dangereuses*. » JAMES HAMILTON (3).

« Une conséquence immédiate de la constipation, c'est de mettre obstacle aux fonctions digestives, qui ne peuvent bien se faire qu'autant que le ventre est libre : lorsqu'il est paresseux, les intestins sont toujours remplis de résidus altérés, et les aliments sont mal élaborés ; ils séjournent plus longtemps dans chaque partie du tube digestif ; les organes se fatiguent, les tissus s'altèrent, et des désordres de plus en plus graves surviennent. Mais le résultat le plus immédiat et le plus fâcheux de la constipation, c'est une mauvaise nutrition, et cela ne peut être autrement, tout s'opposant à la digestion. En effet, des intestins paresseux, qui sont le siège d'une plénitude continuelle, ne peuvent contenir que des fluides viciés ; les fonctions de la muqueuse sont perverties ; au lieu de fournir de bons fluides qui favorisent la digestion et la formation de bons éléments nutritifs, elles ne fournissent que des mucosités glaireuses qui s'opposent à toute bonne élaboration. Sous de pareilles conditions, une bonne nutrition est impossible. » SIGNORET (4).

« La constipation est la mère des maladies chroniques. »

KLEIN (5).

« Cet état des organes digestifs peut, je pense, développer la constitution strumeuse héréditaire, et amener la cachexie tuberculeuse (*phthisie pulmonaire*). » TODD (6).

---

(2) *Sur la Gastrite*, p. 79.

(3) *On Purgative Medicines*, trad. de Lafisse, p. 20.

(4) *Exposition de la Médecine Purgative*, p. 300.

(5) *Médecin Interprète de la Nature*.

(6) Article *Indigestion* de l'*Encyclopedia of Practical Medicine*.

« De tous ces désordres des fonctions, celui qui réclame le plus notre attention, parce que ordinairement il se montre *un des premiers et donne lieu au développement des autres*, c'est le trouble des fonctions digestives. » CLARK (7).

« De toutes les maladies, la dyspepsie (*digestion pénible*) me paraît être la source *la plus fertile* des différentes cachexies (*états morbides du corps*) ; car *le bon état des viscères digestifs, et l'accomplissement plein et entier de leurs fonctions*, sont indispensables à l'assimilation des aliments, et par conséquent à la *nutrition des organes.* »

CLARK (8).

« La cachexie peut aussi provenir du dérangement des diverses fonctions sécrétoires et EXCRÉTOIRES, et comme ce dérangement accompagne *le plus ordinairement* la dyspepsie (*digestion pénible*), il *augmente* encore son influence désastreuse. » CLARK (9).

« Les causes les plus puissantes des maladies sont celles qui troublent la nutrition du corps. » CLARK (10).

« Les maladies nerveuses dérivent le plus souvent, à mon avis, du système digestif. » HOPKINS (11).

« On doit aux observations de pratique la conviction absolue que la moitié des maladies chroniques chez les femmes, et chez les jeunes personnes surtout, dérive de la constipation. »

LE ROY-PELGAS (12). *Comparez le n° (26).*

« Quand les matières fécales sont évacuées *moins souvent* que l'âge de la personne ne l'exige, qu'elles sont *dures*, qu'elles n'ont plus leur *couleur* ni leur *odeur naturelles*, cela indique un dérangement de l'estomac et des intestins, et il est *à craindre* qu'il ne se déclare une maladie, *si même cela n'est pas encore arrivé ;* car on ne doit pas croire que des organes d'une aussi haute importance dans l'écono-

---

(7) *Traité de la Consomption Pulmonaire*, p. 24.

(8) Ouvrage cité, p. 217.

(9) Idem, p. 218.

(10) Idem, p. 223.

(11) *Considérations sur les Purgatifs*, p. 9.

(12) *Médecine Curative Complète*, chap. XII, sect. 28 ou 29.

mie animale, que l'estomac et les intestins, puissent être longtemps dans un état d'inaction, et la santé rester intacte. »

Hamilton (13).

« Si nous considérons encore que les exhalations qui se font dans la cavité des intestins sont excrémentitielles, et que leurs produits étant retenus au-delà du temps convenable, subiront des changements et prendront une âcreté nuisible ; si, de plus, nous examinons les rapports de sympathie que beaucoup d'organes de notre économie compliquée ont avec l'estomac et les intestins, nous reconnaîtrons nécessairement la grande influence que ceux-ci doivent avoir sur le *bien-être*, la *santé*, et la VIE de l'individu. »

Hamilton (14).

» On ne dit certainement rien de neuf en avançant que *l'embarras du canal intestinal nuit le plus souvent à la santé ;* mais quand je dis que cet état accompagne et aggrave les autres symptômes de fièvres, et qu'il est *la cause prochaine de certains désordres qui surviennent chez les enfants et les jeunes gens*, je sais que j'avance des opinions en grande partie nouvelles ; j'espère cependant qu'elles paraîtront également raisonnables au médecin qui aura lu ce qui suit, car j'ai reconnu que la régularité des évacuations alvines a une grande part dans la médecine prophylactique (*hygiénique*), et nous indique la nécessité de conseiller *à ceux qui veulent conserver leur santé*, ou *la rétablir quand elle est altérée*, de faire beaucoup d'attention à cette circonstance. »

Hamilton (15).

« On a encore pensé qu'*une évacuation tous les jours n'était pas nécessaire*, parce que, dans beaucoup de cas, on prend peu de nourriture, et que, par conséquent, on ne doit pas compter sur des évacuations alvines régulières, qui sont d'ailleurs inutiles. Les résidus des aliments, ne pouvant servir à la nutrition, font certainement partie des matières fécales. Cependant les sécrétions abondantes de divers organes, et l'exhalation des fluides excrémentitiels que les intestins reçoivent dans leur intérieur, constituent essentiellement une grande partie de la masse des fèces qui s'y déposent. Ainsi,

(13) *On Purgative Medicines*, p. 21.

(14) Ouvrage cité, p. 22.

(15) Idem, p. 24.

tant que les fluides excrémentitiels sont fournis, que la circulation se soutient, et que les sécrétions ont lieu, il est aussi aisé de comprendre comment ces matières se forment sans le secours d'une nourriture solide, que *de reconnaître l'importance de leur évacuation journalière.* »

HAMILTON (16).

Nota. C'est une erreur, à la fois très-commune et très-grave, de croire que les matières excrémentitielles proviennent seulement des aliments; elles proviennent aussi des fluides sécrétés par le foie, la rate, le pancréas, et les nombreuses glandes des intestins. Ces fluides, d'après le vœu de la nature, doivent être portés au dehors, pour que la santé ne soit pas gravement compromise.

« C'est la constipation qui produit l'odeur stercorale de l'haleine et le désordre de l'estomac, qui déprave l'appétit et trouble la digestion. La nutrition ne peut alors s'accomplir d'une manière suffisante ; il en résulte de la pâleur, le relâchement et la flaccidité des tissus, *le dépérissement,* la langueur, la faiblesse, *la suspension de toutes les excrétions,* des épanchements séreux, l'hydropisie, et *la mort.* »

HAMILTON (17).

« *La vie et la santé* ne peuvent se maintenir sans qu'il y ait continuellement *apport* de nouvelles molécules et *départ* des molécules anciennes. Sans cesse en action, *les forces vitales et les forces générales* se contrebalancent constamment, et *le degré de vie* est proportionné au degré de supériorité des premières sur les secondes. »

DE BLAINVILLE (18).

« Si nous ne pouvons exister sans que les parties nutritives des aliments soient fréquemment assimilées à notre propre substance, *l'entretien de la santé* n'exige pas moins impérieusement que nos organes portent au dehors tout ce qui leur est étranger. Pour que l'avantage soit du côté des forces vitales dans cette espèce de lutte entre elles et les forces générales ou physiques, il faut que *celles-ci ne ralentissent aucune des fonctions* (des forces vitales) *dont la réunion constitue la vie.* Ainsi, lorsque les fèces séjournent dans les intestins au-delà du temps convenable, elles agissent d'une manière fâ-

(16) Idem, p. 29.
(17) Idem, p. 76.
(18) *Principes d'Anatomie comparée.*

cheuse par leur *poids* et par la *pression* qu'elles exercent sur les parois intestinales. » LAFISSE (19).

« Si l'on réfléchit ensuite sur les qualités nuisibles que les matières excrémentitielles doivent acquérir par l'effet même du *retard* qu'éprouve leur évacuation, l'on sentira la nécessité de prévenir ce retard, ou d'en combattre les effets quand il a eu lieu. »

LAFISSE (20).

« On conçoit combien il est essentiel que les intestins ne soient jamais troublés dans l'exercice de leurs fonctions par le *séjour* de résidus alimentaires qui, ne pouvant servir à la nutrition, doivent être considérés comme de *véritables corps étrangers*. L'état de gêne que l'accumulation de ces matières produit dans les organes digestifs (c'est-à-dire l'*estomac* et les *intestins*), et qui s'étend des uns aux autres, suspend ou diminue l'action de ces organes. L'estomac et les intestins tombent ainsi dans un état d'inertie. Mais ce n'est pas seulement l'abdomen (*ce qui comprend l'estomac, les intestins, etc.*) qui présente alors des lésions de fonctions. Le retard qu'éprouvent la *circulation* et les *sécrétions dans cette partie du corps*, rend ces mêmes fonctions *trop* actives dans la *poitrine* et dans la *tête*. Les organes digestifs réagissent encore d'une manière sympathique sur les *poumons* et sur le *cerveau ;* c'est ainsi qu'on peut expliquer l'*oppression* et la *céphalalgie gravative* (mal de tête) qui accompagnent si souvent une constipation opiniâtre. »

LAFISSE (21).

« Les recherches particulières que M. le docteur Broussais a faites sur les *inflammations du tube digestif*, ont eu des résultats utiles, sans doute, en inspirant aux médecins d'étudier un genre d'affections qui doit tenir une place importante dans nos cadres nosologiques ; mais des disciples ardents ont trop étendu les conséquences des travaux de leur professeur. Ils ont bien souvent attribué à la *flegmasie*, ou à ce qu'ils appellent *irritation*, des affections purement dépendantes de la *diminution* des facultés digestives et de l'*accumulation*, soit des fèces, soit des fluides abondants qui lubré-

---

(19) Préface de la traduction de Hamilton, *On Purgative Medicines*, par Lafisse.
(20) Préface citée.
(21) Idem.

fient la surface intestinale. Tel est le système d'après lequel on a prodigué les sangsues, et l'on a négligé l'usage des purgatifs, considérés comme *évacuants.* Or, ces deux circonstances, *l'inertie du canal intestinal et l'accumulation des fèces* étant beaucoup plus communes que l'état inflammatoire des organes digestifs, on a vainement combattu l'embarras intestinal par des émissions sanguines, et l'on n'a pas même tenté le moyen de guérison le plus efficace. »

LAFISSE (22).

« Il n'y a donc point de paradoxe à dire que la moindre perturbation dans les fonctions digestives amène le trouble et le désordre dans toutes les autres; cela est surtout rigoureusement vrai pour les viscères contenus dans la capacité de l'abdomen. »

BESUCHET (23).

« Si la digestion se fait mal, elle produit le mauvais chyle ; les sucs réparateurs ne distribuent plus le baume de vie dans toutes les parties de notre individu, et la machine ne tarde pas à se détraquer. On peut donc dire avec vérité que la digestion est la base de la santé humaine, et que souvent on se trompe en ne voyant dans l'affection d'un organe, en apparence sans connexité avec les voies digestives, qu'un fait isolé; il m'est arrivé plus d'une fois de répondre à des demandes de consultation pour des affections chroniques du cœur, des poumons, etc. etc., par des questions propres à m'éclairer sur l'état des organes de la digestion, et de découvrir par des réponses que ce que l'on prenait pour une affection *essentielle* ou *organique* de tel ou tel viscère, ne provenait que de l'altération des fonctions digestives. »

BESUCHET (24).

« La constipation, ou ventre paresseux, a pour *cause* la chaleur des humeurs, ou la *sérosité* rassemblée sur le canal intestinal vers sa partie inférieure; la *fluxion* durcit ce canal et le rend *incapable* de l'expulsion des déjections journalières. Cette chaleur produit un effet tout naturel, c'est-à-dire, celui de dessécher les matières fécales, et de les cuire souvent en forme de masse dure; alors ce dessèchement, cette cuisson, devient une deuxième cause de resserre-

---

(22) Idem.

(23) *Sur la Gastrite*, p. 79.

(24) Ouvrage cité, p. 80.

ment, et, par sa réunion à la première, la constipation s'établit. »

LE ROY-PELGAS (25).

« On ne saurait trop prendre de mesures pour ne pas laisser la constipation s'établir à *poste fixe ;* car on ne peut en attendre que de fâcheux résultats. Il est hors de doute que les excrétions retenues acquièrent, par leur principe de corruptibilité, un degré de corruption susceptible de produire les plus funestes effets. On doit aux observations de pratique la conviction absolue que la moitié des maladies chroniques chez les femmes, et chez les jeunes personnes surtout, dérive de la constipation. C'est à la suspension habituelle des déjoctions qu'une partie de l'intéressante moitié de l'espèce humaine doit les fréquents maux de tête, d'estomac, qui l'accablent, et les écoulements qui sont si souvent suivis d'affections, etc. etc. »

LE ROY-PELGAS (26).

« Qu'ils sont funestes, ces préjugés qui font accroire que la constipation est un signe de force et de santé ! Elles ne conçoivent pas, ces victimes de l'erreur, que la santé dont elles se croient en possession n'en est que le simulacre, et qu'elles ne la doivent, bonne en apparence, qu'au siége que cette humeur chaleureuse a plutôt pris sur cette partie du corps que sur une autre, et que si la *fluxion* vient à se déplacer, il se déclarera une maladie plus ou moins dangereuse, si elle ne produit tout son effet au siége primitif. Avec la constipation, on repose sur un volcan, dont l'éruption, presque infaillible, est toujours redoutable. » LE ROY-PELGAS (27).

« Les sécrétions du corps humain se rattachent par leur libre sortie à la santé comme à la prolongation de l'existence humaine. »

LE ROY-PELGAS (28).

« Il est très-rare que l'on ait une maladie, de quelque espèce et de quelque nature que ce soit, sans que les intestins soient de suite affectés plus ou moins gravement. Aussitôt que les intestins deviennent malades, la maladie originelle devient plus grave ; la maladie originelle étant devenue plus grave, les intestins empirent, et ainsi

---

(25) *Médecine Curative complète,* chap. XII, sect. 28 ou 29.

(26) Idem.

(27) Idem.

(28) Idem.

de suite; —l'un agissant continuellement sur l'autre par une action réciproque.

» Le dérangement des fonctions des intestins peut produire dans le système nerveux une diminution des fonctions du cerveau, même jusqu'à occasionner l'apoplexie ou l'hémiplégie (*paralysie qui n'affecte qu'une moitié du corps*), ou un état d'excitation qui cause le délire ; il peut produire l'inactivité nerveuse partielle et l'insensibilité, ou l'état opposé, d'irritation et de douleur ; il peut produire, dans le système musculaire, la faiblesse, les tremblements, et la paralysie, ou les affections contraires de spasme ou de convulsion ; il peut produire la fièvre en dérangeant l'action du système sanguin, et causer des maladies locales diverses au moyen de l'irritation nerveuse qu'il occasionne, et par la faiblesse qui est la suite d'une maladie nerveuse ou de la chylification imparfaite. Les affections de toutes les parties qui ont une continuité de surface avec les intestins, tels que l'estomac, la gorge, la bouche, les lèvres, la peau, les yeux, le nez, les oreilles, peuvent aussi être causées ou augmentées par le dérangement des fonctions des intestins. » ABERNÉTHY (29).

« Broussais a démontré que la plupart des maladies internes ont leur siége primitif dans l'irritation des membranes de l'estomac et des intestins. De là sont venues les dénominations de *gastrite* et de *gastro-entérite*, que tout le monde connaît, » LAVOLLY (30).

« La membrane muqueuse de l'estomac et du canal intestinal, étant très-exposée à l'action des causes irritantes, est beaucoup plus souvent le siége d'irritation que toute autre structure du système, et elle est, presque invariablement, dans un état de dérangement dans toutes les maladies générales. EBERLE (31).

« Que cette citadelle du système animal (les organes digestifs) ne fasse que languir, et les ennemis de la santé humaine attaqueront promptement la garde avancée, et feront une facile conquête du tout. » EBERLE (32).

---

(29) *On the Constitutional Origin and Treatment of Local Diseases*, p. 70.

(30) *Traité d'Hygiène*, p. 21.

(31) *Eberle's Treatise on the Practice of Medicine*; Philadelphia, 4th ed., vol. 1, p. 35.

(32) Ouvrage cité, p. 41.

« Un fait fondamental en pathologie, c'est que la plupart des maladies, par infection miasmatique, portent leur action sur le canal alimentaire, et c'est sans doute cette vérité que voulaient exprimer les anciens lorsqu'ils disaient que le canal intestinal attire le poison fébrile. »
GUIBERT (33).

« Il n'y a pas de rhumatismes aigus sans irritation plus ou moins forte des voies digestives. »
MARCQ (34).

« Quelque différentes que paraissent les maladies entre elles, soit par leurs symptômes, soit par leur siége, il existe, entre un grand nombre d'elles, cette analogie, que si vous comparez les traitements employés par les plus habiles praticiens, conseillés par les auteurs les plus justement fameux, couronnés des succès les moins équivoques, vous les trouverez tellement établis sur une même base (*le dérangement des intestins*), tellement dirigés par une même méthode (*la guérison de ce dérangement*), que vous croirez lire un seul et même traitement, ou le traitement d'une seule maladie, diversifié suivant le degré du mal, les circonstances, et la constitution des malades. »
HALLÉ (35).

« La seule médication rationelle est celle qui est dirigée sur le tube digestif. »
SIGNORET (36).

« Si l'on établissait la *classification* des maladies chroniques sur le mode le plus heureux de traitement (*la guérison du dérangement des intestins*), les travaux des nosologistes (*auteurs médicaux qui s'occupent de la classification des maladies*) se réduiraient presque à rien. »
SCUDAMORE (37).

« Quand on est en état de résoudre promptement les obstructions et de rétablir les excrétions dans les commencements des maladies, ou avant qu'elles commencent, on l'est de prévenir très-avantageusement de très-grands maux et le danger qui menace la vie. »
HOFFMANN (38).

---

(33) *Essai sur les Emissions Sanguines et les Evacuants;* 1840, p. 118.

(34) *De l'Action des Emétiques et des Purgatifs sur l'Economie Animale,* p. 157.

(35) *Mémoires de la Société Royale de Médecine de Paris,* pour 1786.

(36) *Considérations Générales sur l'Etat de la Médecine*, p. 100.

(37) *Traité de la Goutte.*

(38) *Médecine Raisonnée,* t. v., p. 212.

« Il y a peu de maladies chroniques, de fièvres, de trouble dans les digestions, de coliques, de flatuosités, de jaunisses, de vomissements et de diarrhées, de mélænæ, d'œdématies, et d'hydropisies, qu'il n'y ait d'*engorgements* dans les *viscères du bas-ventre.* »

PORTAL (39).

« Après avoir guéri le dérangement des intestins, soit la constipation, soit la diarrhée, la *faiblesse* et *toutes les maladies* se guérissent en général parfaitement d'elles-mêmes, en peu de temps, et même dans les cas où, auparavant, elles avaient résisté à tous les moyens de guérison qui avaient été dirigés contre elles, et qui semblaient avoir plus de chances de succès. » ABERNÉTHY (40).

« La dépravation (*l'affaiblissement*) des sens, tire très-souvent son origine de la même cause, et réclame le même traitement. Je citerai l'amaurose (*cécité produite par la paralysie de la rétine ou nerf optique*); la surdité, dont la source a été indiquée par Hippocrate même, et une affection analogue du tact que j'ai vuë promptement céder à l'emploi des évacuants convenables. »

HOPKINS (41).

« Dans le cours de toutes les maladies aiguës et chroniques, les praticiens de tous les temps se sont accordés à regarder comme une condition essentielle du traitement, le soin d'entretenir la liberté du ventre. » REQUIN (42).

« En corrigeant les dérangements évidents dans l'état des intestins, des maladies existant dans les autres parties du corps, et qui avaient repoussé toute tentative de guérison dirigée directement contre elles, ont été promptement guéries, et le malade a reconnu qu'un changement si favorable et si complet avait eu lieu dans sa santé, qu'il en était lui-même véritablement étonné. »

ABERNÉTHY (43).

---

(39) *Maladies du Foie*, p. 45.

(40) *On the Constitutional Origin and Treatmant of Local Diseases.*

(41) *Considérations sur les Purgatifs*, p. 10.

(42) *Thèse pour le Concours de Matière Médicale et de Thérapeutique*, soutenue à la Faculté de Médecine de Paris; 1839; p. 53.

(43) *On the Constitutional Origin and Treatment of Local Diseases*, p. 22.

Les écrits d'Hippocrate, de Celse, et de Galien, aussi bien que ceux d'autres grands maîtres en médecine des temps comparativement récents, tels que Sydenham, Cullen, Huxham, Brown, Baglivi, Morgagny, Tissot, Haller, Stahl, Stoll, jusqu'à Broussais même de nos jours, fournissent une foule de passages dans lesquels les maladies en général sont attribuées aux affections des intestins, et qui nous font voir que leur opinion sur cette question, dans toute son étendue, était à peu près identique avec celle des auteurs qui viennent d'être cités.

En résumé, les opinions émises et soutenues par les autorités médicales sur l'importance de l'état des organes digestifs peuvent être énoncées dans les trois principes suivants :

1° *La santé ne peut être parfaite ou ne peut se maintenir si les évacuations alvines ne sont pas régulières et spontanées ;*

2° *La constipation et le dérangement du ventre occasionnent d'autres affections, tant des organes digestifs, que d'autres parties du corps ;*

3° *Le rétablissement complet des fonctions digestives amène très-souvent la guérison de maladies qui résistent habituellement aux moyens de guérison plus spéciaux en apparence.*

Nous allons donner un aperçu des traitements dirigés jusqu'à présent contre la constipation.

CHPITRE IV.

Insuffisance des Moyens Ordinaires pour guérir les Maladies des Voies Digestives. — Supériorité incontestable de la Méthode Alimentaire.

C'est en passant en revue les traitements dirigés contre chaque genre de maladie, que nous ferons ressortir leur insuffisance : toutefois, pour être aussi brefs que possible, nous commencerons à bien développer les moyens employés contre une seule maladie, et de simples indications suffiront pour faire comprendre les causes de l'insuffisance des traitements actuels dans les autres.

Commençons par la Constipation.

I. INSUFFISANCE DES MOYENS ORDINAIRES POUR GUÉRIR LA CONSTIPATION.

La preuve la plus évidente que les moyens qu'on emploie ordinairement pour guérir la Constipation sont insuffisants, c'est qu'un très-grand nombre de personnes sont atteintes de cette maladie depuis très-longtemps, bien qu'elles se soient soumises à tous les traitements indiqués par les médecins.

Parmi les moyens mis en usage, les plus usuels, et presque les seuls, sont les purgatifs et les lavements. Examinons comment agissent ces divers genres de traitement.

1° *Insuffisance des Médicaments Purgatifs. — Objections contre leur emploi.*

Les médicaments purgatifs ou laxatifs sont excessivement nombreux : eh bien ! tous ont été essayés, tous ont été employés contre la constipation, mais tous ont mérité le même reproche : — S'ils soulagent, cela n'est, en général, que momentanément.

Nous allons donner à ce sujet des passages d'un ouvrage anglais bien estimé, et de plus deux extraits de la *Thèse pour le concours de la chaire de Matière Médicale et de Thérapeutique soutenue à la Faculté de Médecine de Paris,* 1839, que nous avons déjà citée dans le chapitre III.

« La guérison de la constipation ne peut pas s'opérer par des médicaments purgatifs. »

HENRY

(*Dialogue between a Bilious Patient and a Physician,* p. 12).

« Le soulagement momentané que l'on se procure par l'emploi de médicaments purgatifs est acheté au grand prix de l'*aggravation* et de la *perpétuation* de la maladie. » HENRY (ouvrage cité, p. 12).

« Tout médicament, qu'il soit appelé purgatif ou laxatif, quand il opère avec assez de force pour conduire à la garde-robe, et quand il est employé *habituellement* dans ce but, est compris dans mes objections (les objections qu'il vient de faire contre les médicaments *apéritifs*). Le mal consiste dans l'emploi *habituel* d'un médicament quelconque comme moyen d'aller à la garde-robe, et non pas dans *un* médicament plutôt que dans un autre. C'est l'*habitude* de se purger que je condamne, et non pas l'agent que l'on emploie pour le faire. » HENRY (ouvrage cité, p. 17).

« Les médicaments purgatifs (par un usage *habituel*) *dérangent* le système nerveux, et *diminuent* l'énergie vitale. — Une constipation *plus obstinée* suit toujours l'opération d'un médicament apéritif. — Tous les médicaments, et surtout tous les médicaments apéritifs, perdent leurs propriétés par *l'habitude d'en prendre.* »

HENRY (ouvrage cité, p. 12, 14, 16).

« En premier lieu, la purgation peut entraîner subséquemment la constipation, non pas seulement parce qu'elle vide l'intestin et qu'elle en épuise en quelque sorte les sécrétions, et qu'il faut un certain espace de temps pour le retour des conditions physiologiques de l'excrétion alvine ; mais aussi, ce qui est plus grave, parce qu'elle use et émousse, pour ainsi dire, l'excitabilité du tube intestinal, que normalement la seule impression des matières stercorales (c'est-à-dire leur âcreté) doit suffire à mettre en jeu. »

Le docteur REQUIN (*Thèse* citée, p. 40).

« Lorsqu'au contraire, la constipation est une sorte d'affection chronique, une disposition habituelle, il est bon de dire ici que les purgatifs ne doivent pas, à eux seuls, faire les frais du traitement; qu'ils doivent même n'être employés qu'avec ménagement; puisque, comme nous l'avons déjà dit, ils tendent à augmenter la paresse intestinale; ils guérissent le mal momentanément, mais ils ne le préviennent pas pour l'avenir; ils en favorisent même le retour. Que faut-il donc faire alors? N'avoir recours aux purgatifs que lorsqu'il y a nécessité, et diriger contre la constipation un ensemble de ressources hygiéniques qu'il n'est pas de mon sujet de détailler ici. »

REQUIN (*Thèse* citée, p. 55).

2° *Insuffisance des Lavements. — Objections contre leur emploi.*

Le désagrément de faire constamment usage de lavements dans les cas de constipation serait plus supportable si la santé ne souffrait pas de leur emploi; mais il n'en est pas ainsi. Quelque temps après avoir commencé de s'en servir, si l'on ne continue pas leur usage, les intestins perdent la faculté de s'évacuer, et cela quand même on ne ferait usage que d'eau; car les lavements débilitent le rectum de plus en plus, jusqu'à ce qu'il ne puisse plus opérer *naturellement* ses expulsions périodiques. Cet effet, tout grave qu'il est, n'est pas encore le plus grave : l'emploi habituel des lavements a pour effet *ultérieur* de produire une constipation si *désastreuse*, que *désormais* le malade s'en sert *inutilement*. Ce fait est prouvé jusqu'à l'évidence par les nombreuses lettres que nous recevons de malades qui nous demandent les moyens de sortir de cette fâcheuse position.

La faculté d'évacuer, perdue par l'usage des lavements, revient par l'emploi du MOYEN NATUREL, ou MÉTHODE ALIMENTAIRE, décrite plus loin.

A l'appui de ce que nous venons de dire sur les lavements, nous rapportons le passage qui suit de l'excellent Traité du docteur Barras (*Traité sur les Gastralgies*, 3e édition, vol. 1, p. 550) :

« Il ne faut point répéter l'emploi des lavements trop souvent, comme on le fait aujourd'hui, parce que leur fréquence produit des accidents qui ne sont nullement compensés par l'avantage des évacuations qu'ils déterminent. En effet, ces évacuations ne soulagent que momentanément; tandis que les coliques flatulentes, les gonflements abdominaux, la tympanite même, occasionnés par l'abus des lavements, durent plusieurs jours. Ces inconvénients résultent surtout des lavements les plus usités, comme ceux à l'eau tiède, à la graine de lin, etc.; et ce n'est pas le seul reproche qu'on puisse leur faire : ils méritent encore celui de n'être que des moyens palliatifs, et d'entretenir même le mal auquel on veut remédier par leur emploi ; car il est de fait que, dans les névroses gastriques, les lavements émollients perpétuent la constipation; qu'elle devient d'autant plus difficile à vaincre qu'on en use davantage, et que plus on en prend, plus on est obligé d'en prendre. Ce que nous disons ici, je l'ai observé dans une multitude de faits, notamment sur moi-même. »

Ajoutons la remarque suivante de Hamilton :

« L'opération d'un lavement, *ne stimulant que l'extrémité du canal intestinal, le rectum, est loin de suffire* pour obtenir l'évacuation complète qu'exige le but à remplir. »

HAMILTON (*Observations on the Utility and Administration of Purgative Medicines in several Diseases*, p. 33).

On comprendra facilement l'insuffisance des traitements dirigés contre la constipation, en réfléchissant sur les causes immédiates qui la produisent. Quand on ne s'en tient qu'au symptôme, c'est-à-dire, à la constipation elle-même, on regarde cette maladie tout simplement comme un amas de matières fécales dans l'intestin, et l'on emploie les remèdes que la routine a consacrés pour évacuer de pareilles accumulations ; ce sont les lavements, ce sont les purgatifs. Mais si l'on cherche à découvrir la cause organique qui se cache derrière le symptôme, et qui provoque le symptôme, on est conduit à employer un traitement tout autre. En effet, la constipation est presque toujours liée à une inflammation chronique de l'intestin : c'est là sa cause organique. Par conséquent, pour parvenir à la guérison de la constipation, il faut avant tout détruire la cause, c'est-à-dire, l'inflammation de l'intestin. Si l'inflammation était aiguë, elle pourrait céder à la diète, aux sangsues, aux émollients ; mais une inflammation chronique ne disparaît pas en peu de jours, et, pour arriver à sa guérison, le meilleur moyen est d'écarter toutes les causes qui peuvent l'entretenir. On arrive à ce résultat par l'usage quelque temps soutenu d'une alimentation dont la digestion soit très-facile, et dont les résidus soient peu abondants et pas du tout irritants. C'est là le traitement rationnel de la constipation, puisqu'il consiste à écarter les causes qui la produisent. On trouvera dans les Attestations des preuves excessivement nombreuses de l'efficacité d'une telle alimentation, et ce que l'on remarquera surtout, c'est que presque toutes les personnes guéries de la constipation par la Méthode Alimentaire, avaient déjà employé sans succès tous les autres genres de traitement.

Nous dirons un mot des autres causes de la constipation en indiquant, dans le chapitre V, les moyens de guérir cette maladie.

II. AUTRES MALADIES DES VOIES DIGESTIVES.

La guérison des *diarrhées* simples s'obtient ordinairement assez facilement, mais les traitements qu'on oppose aux diarrhées chroniques ne sont pas aussi heureux : ils échouent souvent. Ils consistent en général dans l'administration de médicaments astringents, calmants, ou toniques. Après avoir essayé infructueusement la longue liste des substances douées de ces propriétés, les médecins sont conduits souvent à renoncer aux ressources de la pharmacie. « Des aliments proportionnés aux facultés digestives, » dit le docteur Bichter, « fortifient bien mieux que tous les toniques, qui ne laissent point dans le corps des matériaux dont il puisse profiter. » La difficulté était de trouver des aliments de très-facile digestion et pourtant substantiels : de plus, ces aliments devaient être d'une nature telle, qu'en passant dans le canal ils n'entretinssent pas l'irritation des intestins. Ces difficultés sont aplanies : on trouvera, en poursuivant la lecture du livre, l'indication d'une préparation culinaire qui remplit exactement ces conditions.

La *dyspepsie*, la *gastrite* et la *gastralgie*, *l'entérite* et *l'entéralgie* ont toujours fait le tourment des médecins. « Rien n'est plus décourageant », dit le Dr Bompard, « que de lire ce qui a été écrit sur leur traitement. » (*Traité des Maladies des Voies Digestives.*) — Quelques médecins attribuent ces maladies à un état nerveux, d'autres à un état inflammatoire; ceux-ci prescrivent la diète et les antiphlogistiques, ceux-là les antispasmodiques et les toniques; mais ces genres de traitement diamétralement opposés échouent également. La Méthode Alimentaire vient lever toutes les difficultés : la nourriture indiquée pour ces cas divers est adoucissante et capable de calmer assez promptement ces affections.

Nous ne nous étendons pas davantage sur la supériorité de la Méthode Alimentaire : les faits sont là, et ils sont nombreux et concluants, pour démontrer d'une manière irrécusable qu'elle a guéri un grand nombre de maladies qui ont résisté à tous les autres genres de traitement; bien que souvent ces maladies semblassent n'avoir entre elles aucun rapport, aucune analogie.

Nous allons indiquer et expliquer les principales propriétés des bouillies et potages que nous recommandons comme nourriture essentielle, accessoire, ou complémentaire, suivant les cas et la constitution des malades.

CHAPITRE V.

Guérison des Maladies des Voies Digestives et de celles qui en dépendent.

DE LA CONSTIPATION, DE LA DIARRHÉE CHRONIQUE, DE LA GASTRITE ET DE LA GASTRALGIE, DE L'ENTÉRITE ET DE L'ENTÉRALGIE, DES MAUVAISES DIGESTIONS, DE L'AFFAIBLISSEMENT DES FORCES PHYSIQUES, DES MALADIES DU FOIE ET DE LA BILE, DE L'HYPOCHONDRIE, DES MALADIES NERVEUSES, DES MALADIES URINAIRES, DES DIVERSES MALADIES.

Les constipations les plus rebelles, celles qui ont résisté à tous les moyens ordinaires, sont guéries en très-peu de temps par les bouillies et potages *à l'*ERVALENTA. La diarrhée, ou plutôt cet état intermédiaire entre la diarrhée et la consistance normale des évacuations alvines, dont nous avons parlé dans le chapitre I, disparaît aussi par la même alimentation. Les gastrites sont promptement guéries, les digestions rétablies, les forces physiques restaurées, etc. etc.

L'Ervalenta est venue rendre un service aux sciences médicales, et la thérapeutique s'est enrichie d'un agent précieux.

Nous pourrions nous dispenser de faire connaître ici les propriétés de l'Ervalenta : elles sont à la fois décrites et confirmées dans les témoignages de reconnaissance que nous adressent les malades ; mais il est toujours bon qu'on ait un aperçu des qualités de cet aliment avant de parcourir les documents authentiques des personnes guéries par son usage.

INDICATION DES PRINCIPALES PROPRIÉTÉS DE L'ERVALENTA.

I. *Digestibilité.* — L'Ervalenta doit être mise au premier rang parmi les aliments de facile digestion. Cette farine est supportée par les estomacs les plus faibles, aussi bien que par ceux qui sont délabrés ; les enfants les plus jeunes, les femmes les plus délicates, les vieillards les plus décrépits, la digèrent également bien ; elle convient à tous les tempéraments et à toutes les constitutions.

II. *Constipation.* — Les bouillies et potages à l'Ervalenta domptent en peu de jours les constipations les plus opiniâtres et les plus invétérées ; ils rendent aux intestins la faculté de s'évacuer *spontanément*, c'est-à-dire sans lavements et sans médecines ; et ils les mettent en état de fonctionner *journellement*, condition la plus avantageuse pour rétablir et maintenir la santé.

III. *Diarrhée chronique.* — L'Ervalenta régularise les évacuations, quand elles sont trop molles et trop fréquentes, en adoucissant les intestins et en fortifiant le malade.

IV. *Gastrite et Gastralgie, Entérite et Entéralgie.* — L'Ervalenta est un aliment très-doux : son usage calme promptement les douleurs d'estomac et d'intestins.

V. *Dyspepsie* (*mauvaises digestions*). — L'Ervalenta rétablit les digestions et développe l'appétit.

VI. *Affaiblissement des Forces Physiques.* — L'Ervalenta est un aliment éminemment nutritif et réparateur ; il rétablit les forces, et augmente l'énergie vitale.

VII. *Maladies du Foie et de la Bile.* — Les maladies du foie et de la bile sont liées à un mauvais état des organes digestifs ; par conséquent l'Ervalenta doit être très-utile dans ces cas.

VIII. *Hypochondrie.* — L'Ervalenta est très-efficace dans l'hypochondrie ; et cela est facile à comprendre, cet état mélancolique des malades provenant d'une perturbation de la digestion, d'une exaltation de la sensibilité nerveuse, et d'une affection du foie ou de la rate ; maladies diverses qui sont guéries ou soulagées par les bouillies ou potages à l'Ervalenta.

IX. *Maladies Nerveuses.* — Les affections nerveuses, dans beaucoup de cas rebelles à toute espèce de remède, cessent souvent par l'emploi soutenu de l'Ervalenta ; ou, dans les cas malheureux, sont en général au moins adoucies ou palliées.

X. *Maladies Urinaires.* — L'Ervalenta, par son action sur les digestions et sur les évacuations, fait disparaître un bon nombre des causes qui troublent la sécrétion urinaire et qui dénaturent les urines.

XI. *Maladies diverses.* — Toutes les maladies et indispositions qui avaient été occasionnées par le dérangement des organes digestifs disparaissent en général, peu à peu, dès que l'on fait usage de l'Ervalenta.

XII. *Innocuité.* — L'Ervalenta ne recèle aucune substance médicinale ; c'est une fécule d'une innocuité incontestable, qui ne contient rien qui puisse faire de mal dans aucun cas.

Nous allons développer maintenant chacun de ces douze numéros, mais nous ne le ferons que d'une manière succincte, parce que l'explication la plus positive et la plus évidente des propriétés de l'Ervalenta se trouve dans les Attestations des personnes qui en ont employé.

Nota. Les potages à l'Ervalenta sont agréables au goût : il y a plusieurs personnes qui, après avoir été guéries par son usage; ont continué de l'employer comme aliment.

Sous le rapport de la dépense, l'Ervalenta, qui s'emploie tout à la fois comme médicament réellement curatif et comme nourriture, coûte bien moins que les autres moyens de guérison. Il faut 60 grammes d'Ervalenta pour un potage de demi-litre, et cette quantité ne coûte guère que 20 centimes.

On prépare l'Ervalenta au lait pur, au lait coupé avec de l'eau, à l'eau pure, et au bouillon gras, suivant les cas et la disposition des personnes.

Ervalenta au lait pur, au lait coupé avec de l'eau, et à l'eau pure. — La dose ordinaire est de 60 grammes (2 onces) d'Ervalenta pour 1 demi-litre du liquide. On délaie l'Ervalenta à froid avec environ 6 cuillerées de lait pur, de lait coupé avec de l'eau, ou de l'eau pure ; on agite, on remue, jusqu'à ce que la poudre soit parfaitement délayée, et qu'il ne reste plus un seul grumeau ; on verse alors, peu à peu, le restant du liquide. Quand le tout est bien mélangé, on le met sur le feu jusqu'à ce qu'il commence à bouillir, en ayant soin de toujours remuer avec une cuillère, pour ne pas le laisser prendre au fond. En le retirant du feu, on ajoute 30 grammes (1 once) de beurre frais, et, selon les cas, ou de *la Mélasse Warton* (*), ou du sucre (**), jusqu'à ce qu'il soit assez sucré. — Si cette quantité de bouillie était trop petite ou trop considérable pour l'appétit, on peut en preparer plus ou moins, tout en observant, excepté dans le cas prévu dans le chapitre III *du Livre des Instructions* (***), les mêmes proportions.

Quand on ne se sert pas de la Mélasse, on peut (si l'on veut) remplacer le sucre par du sel, et pareillement se passer du beurre.

Ervalenta au bouillon gras. — Les proportions de l'Ervalenta et du liquide sont les mêmes que pour les bouillies précédentes : 60 grammes (2 onces) de la farine pour demi-litre de bon bouillon gras. Le bouillon de bœuf vaut le mieux. On le délaie, et on le fait cuire, de la même manière que les bouillies précédentes ; seulement, au lieu d'y ajouter de la Mélasse ou du sucre, et du beurre, on y met du sel suivant son goût.

Le malade peut se borner à employer une seule de ces diverses préparations de l'Ervalenta, ou les varier, selon ce qu'il trouve le mieux.

NOTA. *De nombreux détails à l'égard du régime, etc. qu'il faut observer, selon les cas et les constitutions des malades, se trouvent consignés dans le livre d'*INSTRUCTIONS *qui se donne GRATIS avec chaque paquet d'Ervalenta que l'on vend.*

(*) Cette seconde substance est nécessaire à un bon nombre de malades en même temps que l'Ervalenta : 1° lorsqu'il existerait une constipation très-ancienne et rebelle; 2° lorsque l'usage de l'Ervalenta seule ne procurerait une selle par jour, et que le malade se trouverait fort incommodé par cette cause; 3° lorsqu'il existerait une gastrite ou gastralgie, entérite ou entéralgie chronique, ou une lésion quelconque du tube digestif, du foie, de la rate, des reins, de la vessie, etc.

(**) Quelquefois on fera mieux de faire usage en partie de la Mélasse et en partie du sucre.

(***) Voyez la Note à la fin du chapitre V.

CHAPITRE VI.

Examen Démonstratif des Propriétés de l'Ervalenta (*).

I. DIGESTIBILITÉ DE L'ERVALENTA. — PREUVES QUE L'ERVALENTA EST DE BIEN PLUS FACILE DIGESTION QUE LES AUTRES ALIMENTS ET FÉCULES ALIMENTAIRES.

Ce n'est point par le raisonnement que nous chercherons à démontrer jusqu'à quel point l'Ervalenta est de facile digestion : un examen comparatif peut seul le démontrer. Nous renvoyons en conséquence le lecteur aux témoignages qui constatent cette facilité de digestion. On trouvera dans les Attestations un grand nombre de cas où des personnes qui ne pouvaient même pas supporter les aliments les plus légers, ont parfaitement digéré l'Ervalenta. D'abord, elles n'ont pris que des potages peu copieux; mais elles ont pu bien vite en élever la quantité, et, de plus, elles sont devenues capables de digérer d'autres aliments. Cela tient à ce que, outre sa qualité éminemment digestible, l'Ervalenta développe habituellement l'appétit; et cette dernière propriété donne à l'estomac la faculté de digérer des aliments qui seraient indigestes si l'on avait du dégoût; car personne n'ignore que, quand on a bon appétit, en général on digère très-bien.

Nous ajoutons ici quelques Extraits d'Attestations, comme Aperçu, pour constater la Digestibilité de l'Ervalenta.

(*) Nous n'entrons pas dans des détails sur la *Mélasse Warton*, parce que nous ne la proposons que dans les cas indiqués ci-dessus, dans la note (*) vers la fin du chapitre V, comme moyen aidant l'Ervalenta à produire son action propre. Voyez aussi l'*Observation* à la fin du même chapitre. — Du reste, cette Mélasse ne contient, non plus que l'Ervalenta, aucune substance pharmaceutique, et ne saurait être nuisible dans aucun cas.

Extraits de quelques Attestations pour constater la Digestibilité de l'Ervalenta.

24 (*). « Mon fils ne faisait plus usage que des aliments réputés les plus légers et les plus convenables; mais toutes ces précautions ne l'ont pas empêché de tomber dans l'état le plus déplorable. Alors je consultai pour la seconde fois M. le docteur Delarocque, de Rouen, qui, heureusement, prescrivit l'usage de l'Ervalenta. Les effets de cette farine, dès le début, furent merveilleux : *plus de mauvaises digestions*; l'appétit fut croissant d'une manière rapide, et après avoir fait usage avec le meilleur succès de deux doses d'Ervalenta par jour et de quelques végétaux à son dîner, il se risqua à manger de la viande, qu'il digéra parfaitement: il reprenait alors de l'embonpoint d'une manière étonnante. » *Signé*, FOUCAULT-DESNOS.

Flers (Orne), 29 juin 1843.

25. « J'ai fait usage de l'Ervalenta contre la constipation, dont je suis affecté depuis plus de vingt ans, et j'en fais encore usage. Cette farine est agréable au goût, *d'une facile digestion*, et elle apporte du soulagement à mon indisposition. »

Bourges (Cher), 29 juin 1843. *Signé*, ZEVORT père, avocat.

26. « M. Fabier, curé d'Hery (Yonne), atteint d'une gastrite, *ne pouvait manger des crudités*; depuis qu'il se sert de l'Ervalenta, il mange de tout, *sa digestion se fait très-facilement*, et il n'éprouve plus aucune douleur. » *Signé*, MALET, capitaine en retraite,

Hery (Yonne), 29 juin 1843. chevalier de la Légion-d'Honneur.

7. « L'Ervalenta m'a fait beaucoup de bien, en ce que *je digère beaucoup mieux.* » *Signé*, SIGNORET, curé.

Melve (Basses-Alpes), le 1er juin 1842.

9. « Ma digestion était pénible au delà de toute expression : le soir même de l'arrivée du paquet d'Ervalenta, on me fit un potage de cette farine; je le trouvai très-bon. Je soupais habituellement avec de la panade ou de la bouillie ; l'une et l'autre me faisaient toujours mal; elles digéraient difficilement, et le sommeil était toujours agité. Cette même nuit, je dormis d'un profond sommeil, et *la digestion se fit sans douleurs.* » *Signé*, GARDÈCHE (Nicolas-François).

Reims (Marne), rue de Chativelles, no 32; 28 juin 1842.

(**) « Je n'ai qu'à me louer des résultats satisfaisants que j'ai obtenus à l'aide de l'Ervalenta : *c'est un aliment très-léger et qui se digère facilement;* car, d'après le mauvais état de mon estomac, je puis bien en juger. Le bien-être que j'en éprouve est tel, que je suis dans l'intention de continuer longtemps l'usage de votre fécule. » *Signé*, PITRE RICHER.

Noirmoutiers (Vendée), le 26 juillet 1843.

Angl. A (***). « J'ai essayé de divers genres d'aliments; mais l'Er-

---

(*) Ces numéros se rapportent à la Collection Générale des Attestations. — On comprendra que dans de tels Extraits il aura fallu, pour ne pas trop grossir le livre, abréger quelques portions des Attestations.

(**) Voir la Note à la fin des « Attestations françaises etc. »

(***) Pour les Extraits anglais, voir la Note à la fin des « Attest. anglaises etc. »

valenta est le seul qui m'ait fait du bien, et je n'hésite pas à dire qu'il n'est rien dont je me sois si bien trouvée. Ma santé est meilleure à beaucoup d'égards ; je dors mieux la nuit qu'auparavant. L'Ervalenta est incomparable *comme aliment léger et facile à digérer.* »

Parade, Cheltenham; le 2 juillet 1846. (Miss) ***.

44. « D'après la confiance que m'a donnée votre Traité sur l'Ervalenta, j'en ai fait usage aussitôt l'arrivée de la boîte que vous m'avez expédiée. Ma fille, dont la santé dépérissait depuis quatre ans, éprouvait des chaleurs dans l'estomac après ses repas, comme si l'on en raclait l'intérieur; elle avait de grands maux de tête, la vue affaiblie au point de ne pouvoir travailler, etc. Depuis près d'un an, *aucune espèce d'aliments* ne voulait plus passer, l'estomac les rejetait aussitôt qu'elle les avait pris. Maintenant qu'elle fait usage d'Ervalenta, *elle digère beaucoup mieux*, ce qui augmente sa confiance dans cette fécule. Veuillez donc m'en expédier deux paquets par la voie de la diligence. » *Signé*, veuve DE POUILLIX, née PAVIOL.

Romagne (Meuse), le 30 janvier 1844.

57. « Vers les derniers jours du mois d'octobre, j'entrais en convalescence après un mois de grandes souffrances, occasionnées par une *hépatite gastro-entérite*, lorsque je connus l'Ervalenta. Je devais, selon l'avis des médecins qui me traitaient, me borner à prendre une décoction de lichen, des breuvages rafraîchissants, et, si mon estomac pouvait le supporter, je pouvais ajouter un léger bouillon de poulet. Je devais attendre que ce traitement, et le temps surtout, remissent les voies digestives, qui étaient fortement affectées. Comme tous les malades, je voulais guérir vite, et j'essayai de votre Ervalenta. Je dois vous déclarer que l'usage de cette fécule a été efficace : je m'en trouve très-bien; j'en suis satisfait. J'ai pu en prendre *trois fois par jour*, et, après quelques jours d'usage, j'ai supporté quelques autres aliments légers. L'appétit augmente chaque jour avec les forces; le sommeil est revenu. Je commence à sucer de la viande depuis plusieurs jours : je désire cependant continuer l'usage de votre précieuse fécule. »

Signé, AUZAN, contrôleur de ville.

Annonay (Ardèche), le 3 décembre 1844.

(*) « Les affreuses coliques que j'éprouvais depuis bien des années par suite de mes pénibles digestions, m'avaient forcé à me borner à *un seul repas* par vingt-quatre heures, et encore à un repas le plus léger possible, dont l'eau et le laitage étaient les seuls assaisonnements. Plusieurs fois j'essayai de faire un repas le soir, mais chaque fois cet essai me coûta si cher, que je fus absolument obligé d'y renoncer tout de bon.

» Je commençai à user de l'Ervalenta le 11 juin, conformément à vos instructions ; j'essayai de faire *trois repas par jour*, ce qui était une étrange nouveauté pour moi qui, depuis dix à douze ans, me trouvais forcément réduit à un seul repas dans toutes les saisons de l'année. Néanmoins, je m'étais déterminé à faire ces trois repas, tant vos raisons et les exemples de tant d'individus pour le moins

---

(*) Voir la Note à la fin des « Attestations françaises etc. »

aussi infirmes que moi, avaient eu d'empire sur mon esprit. Je ne me trouvai point incommodé de cette multitude de repas entassés dans mon estomac. Les forces, l'appétit revinrent ; toute l'économie se rétablit chez moi à vue d'œil. Ceux qui connaissaient ma pénible position n'en peuvent croire à leurs yeux, tant est grande leur surprise. » (De l'Abbaye ***.)

51. « J'ai fait usage de l'Ervalenta ; je m'en suis très-bien trouvé. Depuis six ans, j'avais un échauffement dans l'estomac, et depuis deux ans *la digestion ne se faisait point;* elle s'est bien faite tant que j'ai fait usage de potages à l'Ervalenta. Je vous prie de m'envoyer trois paquets de cette fécule. » *Signé,* Jarry.

Asnières-les-Bourges (Cher), le 13 avril 1844.

II. EFFICACITÉ DE L'ERVALENTA CONTRE LA CONSTIPATION. LES POTAGES A L'ERVALENTA CONSTITUENT UN MOYEN SIMPLE ET AGRÉABLE DE DÉTRUIRE LA CONSTIPATION LA PLUS INVÉTÉRÉE : ILS FONT FONCTIONNER LES INTESTINS RÉGULIÈREMENT.

Il y a constipation toutes les fois que chez un individu les évacuations alvines sont rares, et les matières fécales dures et difficilement rendues.

La constipation est souvent très-opiniâtre ; elle constitue un état habituel chez beaucoup de personnes. On a déjà vu les fâcheuses conséquences de la constipation habituelle, et l'on doit sentir la nécessité d'obvier à de pareils inconvénients. En parcourant les nombreuses attestations que nous avons tirées de notre correspondance, on acquerra la certitude que l'Ervalenta est un moyen très-efficace pour détruire les constipations les plus invétérées.

Pour obtenir un résultat satisfaisant et complet de l'Ervalenta, il faut en prendre régulièrement tous les jours à déjeûner et à souper, pendant un laps de temps plus ou moins long, suivant la gravité du cas. En suivant exactement cette recommandation, les intestins ne tarderont pas à fonctionner régulièrement. Nous disons *ne tarderont pas*, parce que l'effet n'est pas produit instantanément après le premier potage, comme si l'on avait pris un purgatif violent. L'action de l'Ervalenta est calme et douce, et c'est pour cela qu'elle est sûre et durable : il est vrai que quelquefois on ressent déjà son action bienfaisante le lendemain de son emploi, mais plus souvent on ne jouit de son effet évacuatif que vers le quatrième jour, et même, dans quelques cas rebelles, elle ne commence à produire le même résultat que vers le dixième jour.

Ce retard des effets de l'Ervalenta n'est qu'apparent ; elle n'en agit pas moins dans l'intestin, quoique cela ne se manifeste pas au dehors. Par son action calme et douce, l'Ervalenta fait disparaître l'irritabilité anormale des organes digestifs, elle ramollit les résidus excrémentitiels primitivement endurcis par l'échauffement des intestins, et facilite ainsi leur expulsion. Les effets de l'Ervalenta ne peuvent donc pas être instantanés; ils sont d'autant plus lents à se manifester, que la constipation est plus grave ou plus invétérée.

Les médicaments purgatifs, agissant violemment, irritent les organes digestifs et opèrent ensuite une réaction qui occasionne un resserrement des intestins et aggrave la constipation; l'Ervalenta agit lentement, mais dès que ses effets commencent, ils sont *constants, réguliers,* et *durables.*

Il faut encore remarquer que l'Ervalenta n'a pas même l'inconvénient des autres aliments laxatifs, car ceux-ci peuvent dans certains cas relâcher des personnes délicates ou âgées, et l'on sait tout ce qu'elles ont à craindre de ce dérangement; tandis que l'Ervalenta, tout en agissant d'une manière bien plus positive, ne fait que ramollir un peu les excréments, et ne provoque pas le dévoiement.

L'Ervalenta est encore d'une supériorité incontestable dans les cas de constipation qu'on observe généralement chez les femmes enceintes, surtout pendant les derniers mois de la gestation. L'emploi des purgatifs pourrait leur faire du mal; les lavements eux-mêmes ne sont pas exempts d'inconvénients, tandis que l'Ervalenta peut être administrée en toute sécurité dans les cas les plus délicats, et avec efficacité pour faire disparaître la constipation. Nous ferons seulement remarquer que l'Ervalenta doit être continuée jusqu'à l'époque de l'accouchement, parce que la constipation que l'on observe pendant la grossesse étant ordinairement causée par la pression exercée sur les intestins et le rectum, il faut, jusqu'à ce que la cause qui exerce cette pression soit disparue, conserver autant que possible aux intestins toute leur énergie, et s'opposer au durcissement des matières fécales, double résultat obtenu au moyen de l'Ervalenta.

Extraits de quelques Attestations pour constater l'efficacité de l'Ervalenta contre la Constipation.

2. « Je soussigné, médecin, domicilié à Saint-Valérien (Yonne), certifie avoir conseillé l'usage de l'Ervalenta de M. Warton à plusieurs personnes affectées de *constipation habituelle,* par suite d'af-

fections chroniques des voies digestives ; et j'affirme n'en avoir retiré que de très-bons effets. » *Signé*, A. CLAISSE.

Paris, ce 30 juin 1843. [Docteur en Médecine.]

4. « Ayant eu l'occasion d'apprécier la double propriété nutritive et *laxative* de l'Ervalenta, je l'ai conseillée à l'un de mes malades qui s'en est fort bien trouvé. »

Signé, L. PETRON, Docteur-Médecin de la Faculté de Paris.

A Lisieux (Calvados), rue d'Orbec; le 22 mars 1842.

17. « Je fais usage de votre fécule d'Ervalenta, et je pense que vous serez bien aise d'apprendre le résultat que j'en ai obtenu.

» Des digestions lentes et difficiles, de fréquentes migraines, une fatigue habituelle de tête qui me rendait le travail de l'étude fort pénible, mais surtout une *constipation opiniâtre* qui avait résisté à tous les régimes depuis douze ans ; telles sont, Monsieur, les affections qui m'ont fait recourir à l'Ervalenta, après avoir consulté mon médecin, qui m'a permis d'en essayer. J'avoue que, rebuté par tant d'autres essais inutiles, j'ai fait celui-ci avec peu de confiance ; mais j'ai été agréablement surpris d'en éprouver les bons effets : dès le cinquième jour, les évacuations naturelles ont pris un cours assez régulier. Encouragé par ce premier succès, j'ai persévéré. Les garde-robes sont devenues presque quotidiennes. Je puis attester avec confiance l'efficacité de l'Ervalenta contre la constipation, puisque je n'avais trouvé jusqu'alors aucun aliment laxatif, [*c'est-à-dire*, aucune chose qui lui remplissait convenablement ces deux fonctions.] C'est pourquoi je n'hésite pas à en conseiller l'usage à toutes les personnes que je sais atteintes de cette incommodité. »

Signé, l'abbé WARNET, Directeur au Séminaire du Saint-Esprit.

A Paris, rue des Postes, n° 26; 26 juin 1843.

22. « Depuis plus de vingt-cinq ans que je mange et me nourris sans avoir le secours d'une seule dent dans la bouche, j'étais sans cesse dans un état de *constipation* des plus douloureux, ne pouvant me débarrasser de congestions de trois et souvent quatre jours, qu'avec le secours des pilules écossaises qui me remettaient sans cesse dans le même embarras : je me suis enfin vu soulagé par votre très-agréable Ervalenta. Dès le quatrième jour que j'en ai fait usage, je me suis senti soulagé, et depuis que j'en prends tous les matins, je n'ai pas manqué un seul jour d'aller à la garde-robe, sans efforts ni douleurs.

» Parvenu à l'âge de 80 ans, je me suis promis de ne plus changer cet excellent potage, même après ma parfaite guérison. Je pense, Monsieur, que dans l'intérêt de l'humanité, vous ne pouvez trop recommander l'usage de cette excellente farine, administrée comme vous le conseillez. » *Signé*, le chevalier DE MONTREUIL.

Sagy-sur-Vaux (Seine-et-Oise), 28 juin 1843.

(*) « L'Ervalenta a produit sur moi un très-bon effet contre la *constipation*, dont j'étais atteint depuis beaucoup d'années. Dès le deuxième jour de l'emploi de cette farine, suivant la méthode indi-

---

(*) Voir la Note à la fin des « Attestations françaises etc. »

quée dans votre Traité, j'ai été à la garde-robe assez librement, et depuis cette époque je n'y ai pas manqué un seul jour, aussi je suis très-satisfait de ce résultat. Je vous prie de m'expédier un nouveau paquet d'Ervalenta par la diligence. » *Signé*, L. LABBÉ.

Bonneval (Eure-et-Loire), le 24 mai 1845.

18. « L'Ervalenta a produit sur moi un effet miraculeux, car j'étais atteint depuis l'âge de 50 ans (j'en ai aujourd'hui 71), d'une *constipation habituelle* qui me tenait quatre, cinq, et six jours sans pouvoir aller à la garde-robe. Je n'ai pas besoin de vous dire, Monsieur, les souffrances que j'endurais quand arrivait le moment forcé d'évacuer. J'en ai eu des attaques qui m'ont tenu des heures entières sans donner signe de vie; ensuite des crampes, des douleurs des reins etc.

» C'est principalement depuis 1832 que ces indispositions sont devenues plus intenses, tout en faisant usage de lavements, de médecines, de bains, de pilules. Tous ces moyens ne me donnaient qu'un soulagement momentané; je désespérais vraiment d'obtenir une guérison, lorsque j'ai vu, dans les feuilles d'annonces, l'Ervalenta, comme moyen facile de vaincre la constipation; je l'ai de suite employé, et depuis que j'en fais usage, je jouis d'une santé parfaite. »

Signé, F. MORIN, Officier en retraite, Chevalier des ordres militaires de Saint-Louis et de la Légion-d'Honneur.

Choisy-le-Roi, le 28 juin 1843.

III. GUÉRISON PAR L'ERVALENTA DE LA DIARRHÉE CHRONIQUE ET DES AUTRES ALTÉRATIONS RELATIVES A LA NATURE ET A LA CONSISTANCE DES EXCRÉMENTS.

Dans les cas de diarrhée, les évacuations sont plus fréquentes, plus abondantes, et plus liquides que dans l'état normal; leur état varie depuis la liquidité de l'eau jusqu'à la consistance d'une pulpe. Souvent la diarrhée ne se prolonge pas au-delà de deux ou trois jours; il n'est pas rare de la voir se continuer pendant une quinzaine, et dans un assez grand nombre de cas elle passe à l'état chronique. C'est de cette dernière que nous allons nous occuper.

La diarrhée chronique présente les mêmes caractères que la diarrhée aiguë, seulement les selles sont moins fréquentes et plus consistantes. Nous comprenons dans cette même catégorie beaucoup de cas qu'on ne qualifie pas ordinairement de diarrhée chronique, et qui n'en ont pas moins les inconvénients. Ce sont des évacuations de consistance pulpeuse, qui prennent bien un peu la forme de l'intestin, mais une forme plus rétrécie; ces évacuations passent vite le long du rectum et traversent l'anus, sans toucher pour ainsi dire les parois; la rapidité avec laquelle elles sont rendues est extraordinaire, bien qu'elles soient le plus souvent assez copieuses.

Nous insistons tant sur cette indisposition des intestins, que l'on pourrait appeler *demi-diarrhée*, parce que cette indisposition affaiblit les personnes qui en sont atteintes, pour ainsi dire, à leur insu, et qu'elle les conduit insensiblement vers la débilité, le marasme, et la mort. Que l'on se rappelle l'exemple que nous avons cité à la fin du chapitre I.

Nous recommandons dans ce cas deux potages par jour d'Ervalenta au lait. Si le lait n'était pas parfaitement digéré, on commencerait à les prendre moitié d'eau et moitié de lait, ou même, s'il est nécessaire, tout eau pendant quelques jours.

Il ne faut pas que l'on soit étonné de voir le même remède, ou le même aliment, guérir deux maladies en apparence diamétralement opposées : ces deux maladies ont bien plus d'analogie qu'on ne le suppose ; elles sont souvent liées aux mêmes causes (des phlegmasies chroniques de l'intestin); aussi voit-on assez souvent des cas de constipation passer tout-à-coup à l'état de diarrhée, et *vice versâ*.

Nous n'entrons pas dans des détails sur la manière d'agir de l'Ervalenta dans les cas de diarrhée ; on sait déjà que cet aliment laisse des résidus peu abondants et dépourvus de toute action irritante, deux conditions qui le rendent d'une grande utilité pour ces cas là. On verra d'ailleurs, dans les extraits d'attestations que nous donnons ici, combien dans ces cas de demi-diarrhée son usage est avantageux pour diminuer la fréquence des évacuations et augmenter leur consistance.

Extraits de quelques Attestations pour constater l'utilité de l'Ervalenta pour les cas de Diarrhée.

16. « Je vous dirai avec plaisir que votre Ervalenta vient de faire sur un jeune homme du pays que j'habite un bien marqué. Il avait été abandonné des médecins, et était dans un état déplorable. Parmi ses maux peuvent être énumérées, une *diarrhée* qui le faisait aller à la garde-robe de quatre à cinq fois par jour, une rétention d'urine et la prostration de ses forces. Maintenant la diarrhée a disparu, et la rétention d'urine aussi ; il fait ces deux fonctions comme une personne en pleine santé. » *Signé*, Malet, capitaine en retraite.

Héry (Yonne), 24 mai 1843.

(*) « Ce n'est que lundi dernier, 22 du courant, que j'ai pu commencer à faire usage de l'Ervalenta, et j'ai attendu quelques jours pour vous faire part de ses effets. Mon sommeil est meilleur, voilà

(*) N° 56 de l'ancien livre : voir la Note à la fin des « Attest. françaises etc »

trois nuits que je ne me réveille que deux fois dans la nuit, et je me rendors assez vite. Voici aussi le troisième jour que je ne vais à la garde-robe qu'une fois toutes les vingt-quatre heures : c'est chez moi, je puis le dire, une grande nouveauté, puisque toujours j'y allais chaque matin *deux, trois, ou quatre fois*, et [les matières étaient] toujours en consistance brisée ; voici trois jours que c'est tout autre chose. » *Signé*, (Mlle) F. DE MULLER.

Fribourg (Suisse), rue des Places, no 102, avenue de la Porte des Étangs ; le 30 août 1842.

(Des lettres postérieures confirment de plus en plus cette guérison.)

IV. GUÉRISON DE LA GASTRITE ET GASTRALGIE, DE L'ENTÉRITE ET DE L'ENTÉRALGIE, PAR L'ERVALENTA.

La gastrite, comme son nom l'indique, est une inflammation de l'estomac. La gastralgie peut être considérée comme un état complexe, un ensemble de phénomènes morbides, dont la souffrance et la difficulté des digestions sont les principaux.

L'entérite et l'entéralgie sont pour les intestins les mêmes choses que pour l'estomac sont la gastrite et la gastralgie.

On a déjà vu l'insuffisance des traitements médicaux qu'on oppose à la gastrite et gastralgie chroniques ; aussi toutes les personnes atteintes de ces maladies ont-elles déjà fait de nombreux essais infructueux, qui leur ont appris, à leurs propres dépens, à juger des moyens qui ont quelque chance de succès. En apprenant les propriétés digestibles et adoucissantes de l'Ervalenta, plus d'un s'écriera : Voilà mon remède. Une pratique de plus de cinq années a confirmé mille fois l'efficacité de l'Ervalenta pour les gastrites et les gastralgies : on en trouvera beaucoup d'exemples dans les Attestations, et nous commençons par en donner une idée par les passages suivants.

A l'entérite et à l'entéralgie les mêmes réflexions s'appliquent qu'à la gastrite et à la gastralgie.

Extraits de quelques Attestations pour constater l'utilité de l'Ervalenta pour la Gastrite et Gastralgie, l'Entérite et l'Entéralgie.

46. « J'étais affecté depuis sept ou huit ans de *coliques* qui m'avaient mis à deux doigts du tombeau ; j'en eus une attaque très-forte quand un de mes amis vint me voir : il me céda un peu d'Ervalenta qui me soulagea tout de suite. On m'en fit venir un paquet ; j'en fis usage pendant un mois, et je fus guéri ; je suis resté trois mois bien portant sans la moindre attaque. J'ai donné à plusieurs malades de colique l'Ervalenta qui me restait ; ma colique m'a repris, et je n'en

ai plus pour moi. Veuillez donc m'en envoyer un paquet tout de suite. » *Signé*, DELOR.

Moissac (Tarn-et-Garonne), le 28 février 1844.

32 et 24. « Mon fils, attaqué d'une *gastrite* très-prononcée, a fait usage de l'Ervalenta, parce que cette nourriture lui a été ordonnée par son médecin, M. le docteur Delarocque de Rouen. Les effets de cette farine ont opéré une amélioration miraculeuse sur le malade, ainsi que sur d'autres personnes souffrantes qui, à l'envi, ont voulu faire usage de l'Ervalenta.

» Mon frère, Louis Foucault, quoique loin d'avoir été réduit ainsi que l'a été mon fils, a cependant beaucoup souffert d'une *gastrite* de laquelle il se ressent depuis vingt ans. L'Ervalenta, dont il a fait usage après avoir vu l'ordonnance de M. Delarocque, a très-bien fait chez lui ; il est aussi bien portant qu'on puisse le désirer.

» Une autre personne, une malheureuse fille nommée Marie Mesnil, de Saint-Clair de Halouze (Orne), que depuis cinq ans une *gastrite* forçait de garder le lit presque continuellement, a, d'après mes conseils, fait usage de l'Ervalenta ; elle a été dans très-peu de temps étonnamment soulagée. » *Signé*, FOUCAULT-DESNOS.

Flers (Orne), le 1er juillet et le 29 juin 1843.

6. « Par suite des médicaments que j'ai employés pendant huit ans pour combattre la constipation, j'ai éprouvé des insomnies, des vertiges, *et des irritations de l'estomac et des entrailles*, tels que, pendant ces années de souffrances, j'ai souvent pu croire que le moment n'était pas éloigné où je succomberais à mes douleurs. Il y a six mois que j'ai commencé à faire usage de l'Ervalenta, et je m'en sers encore. Depuis son emploi, j'ai complètement abandonné toutes les médecines ainsi que les lavements. Le résultat est tel, que je me trouve pour ainsi dire régénéré ; maintenant plus d'insomnies, plus de vertiges, plus d'irritations d'estomac. »

(Étant infirme et âgée, cette dame ne donne pas son nom pour ne pas recevoir les visites auxquelles la publicité de sa lettre pourrait donner lieu ; mais elle a invité son médecin à recevoir pour elle les visites du public, et à donner les détails sur sa guérison que l'on pourrait demander. Le nom et l'adresse du médecin sont :

M. JACQUIN, Docteur en Médecine ;
Paris, rue d'Amboise, n° 6.

Le 10 mai 1842.

79. « Six jours après que madame Caffo eut commencé l'usage de l'Ervalenta accompagnée de Mélasse, les *crises d'estomac* cessèrent peu à peu de présenter un caractère aussi grave, puis insensiblement ne se firent plus remarquer qu'à de longs intervalles, et l'on peut dire qu'elles sont entièrement disparues. »

Signé, CAFFO, capitaine-trésorier du 6e escadron du train des parcs d'artillerie.

Saverne (Bas-Rhin), le 4 août 1845.

(*) « Souffrante depuis un an de *douleurs d'estomac et d'intestins*, un de mes amis me fit faire l'essai de l'Ervalenta. Depuis trois semaines que je fais usage de cette farine, je me trouve beaucoup mieux. Voulant en continuer l'usage, je vous prie, Monsieur,

(*) Voir la Note à la fin des « Attestations françaises etc. »

de m'envoyer par la diligence un paquet d'Ervalenta pesant quatre kilog. » *Signé*, veuve LEMAIRE,

Douai, rue Saint-Jacques, 26; le 22 février 1845.

42. « La personne qui emploie l'Ervalenta s'en trouve fort bien; elle se trouvait dans un état de gêne inquiétant, lassitude complète, *coliques nerveuses, inflammation des intestins, maux d'estomac;* tout cela est disparu aujourd'hui. » *Signé*, BOUCLY, curé.

Champien, 25 août 1843.

62. « Les *affections d'intestins* sont si communes à Blois que vous feriez bien d'y avoir un dépôt d'Ervalenta. Je ne doute pas d'un débit considérable de cette farine, dont je suis jusqu'à présent personnellement satisfait, quoique l'on ne m'en ait procuré qu'un demi-kilog. que j'ai mangé avec plaisir. Je vous prie de m'expédier de suite deux paquets d'Ervalenta. »

Signé, CHESNAY, sous-chef de bureau à la préfecture.

Blois (Loire-et-Cher), le 12 novembre 1844.

100. « Je vous prie de vouloir bien m'expédier par la voie la plus prompte une boîte d'Ervalenta. Je désire seulement que cette farine produise des effets aussi avantageux sur *l'affection des intestins*, dont je suis atteint, que votre premier envoi, il y a environ douze à quatorze mois. Cette affection vient de se renouveler sous l'influence des grandes chaleurs. » *Signé*, LOUVRIER, médecin-vétérinaire.

Sellières (Jura), le 19 août 1846.

V. GUÉRISON DE LA DYSPEPSIE : RÉTABLISSEMENT DES DIGESTIONS.

La dyspepsie, ou lenteur des digestions, affecte des formes diverses, présente des caractères différents : ce sont des renvois après avoir mangé, des éructations, des vomissements partiels, des aigreurs, des crampes, un sentiment de pesanteur sur la région abdominale, etc. etc.

Les mauvaises digestions dépendent ou d'un mauvais état de l'estomac, ou de celui de quelque autre organe sympathique avec ce viscère, principalement des intestins. L'Ervalenta est, comme on va le voir, également utile dans ces deux cas. 1° Si les mauvaises digestions sont entretenues par le mauvais état des intestins, l'Ervalenta les rend ordinairement faciles et complètes; car, en rétablissant les fonctions du ventre, il rétablit les fonctions de l'estomac dans leur état normal. Quand on détruit la cause, les effets doivent cesser promptement. 2° Si la difficulté de digérer provient d'une affection de l'estomac, l'Ervalenta la guérit encore, car cet aliment est si doux et d'une digestion si facile, qu'il écarte en général l'affection de l'estomac; et dans ce dernier cas aussi, la guérison ne se fait pas longtemps attendre. Quand on prend des potages à l'Ervalenta, on ne tarde pas à reconnaître que l'appétit se développe, ce qui provient de ce que l'estomac est dans un état de netteté parfaite. Dans ce cas, on commence à bien digérer les aliments légers et puis les aliments ordinaires.

Voici, du reste, en attendant que l'on parcoure le recueil d'Attestations, quelques exemples qui prouvent l'efficacité de l'Ervalenta pour guérir la dyspepsie et les mauvaises digestions.

Extraits de quelques Attestations pour constater l'utilité de l'Ervalenta contre les Mauvaises Digestions.

7. « J'ai reçu et presque entièrement consommé le paquet d'Ervalenta ; il m'a fait beaucoup de bien en ce que *je digère beaucoup mieux.* Je vous prie de m'en expédier un autre paquet. »

Melve (Basses-Alpes), le 1er juin 1842. *Signé,* SIGNORET, curé.

13. « Par la raison que j'avais *une digestion extrêmement mauvaise et difficile,* je m'étais habitué à prendre plusieurs choses pour la faciliter, mais qui, en définitive, si elles allégent quelque peu les souffrances provenant des digestions pénibles, ne guérissent rien; mais pour le résultat de mon traitement à l'Ervalenta, il en a été tout autrement; car depuis que j'en fais usage, je n'ai plus besoin de rien pour provoquer la digestion, je ne sais plus ce que c'est que de mal digérer, ayant toujours l'estomac léger et le ventre libre. Je suis dispos, mon travail ne me fatigue plus, aussi je suis heureux. Depuis trois mois que je fais usage de ce précieux aliment, je n'ai ressenti aucun retour de mes maux, ni aucune autre indisposition. »

Reims, rue de Chativelle, no 32; 27 août 1842. *Signé,* N.-F. GARDÈCHE.

76. « Depuis six semaines que je fais usage de votre Ervalenta, les évacuations alvines ont eu lieu journellement. *Les digestions sont moins douloureuses.* » *Signé,* JOLY, capitaine en retraite.

Maulay (Côte-d'Or), le 6 juillet 1845.

75. « Je m'empresse de satisfaire le désir d'un de mes confrères, qui, voyant les heureux résultats qu'a opérés l'Ervalenta sur le rétablissement de mon estomac délabré, m'a prié de vous écrire pour que vous eussiez la bonté de lui envoyer un paquet d'Ervalenta et une bouteille de Mélasse. Je profite de cette occasion pour vous en commander encore un paquet pour moi : je vais en continuer l'usage encore quelque temps, et par ce moyen me guérir entièrement. Je n'éprouve plus de pesanteurs d'estomac, *je digère mieux.* »

Reventin (Isère), le 28 mai 1845. *Signé,* J.-B. GUICHARD, curé.

(*) « Grâce à l'heureux état de l'estomac et des intestins obtenu par l'usage de votre précieuse farine, *je digère bien* tout ce que je mange, et je dors parfaitement, tandis qu'auparavant le peu que je mangeais m'incommodait. » *Signé,* B. de PASSONCOURT.

Passoncourt, le 4 juin 1843.

(*) Voyez la Note à la fin des « Attestations françaises etc. »

Angl. B. « L'usage de votre Ervalenta m'a fait beaucoup de bien. Au commencement j'en ai pris deux fois par jour, mais maintenant je n'en prends plus que le matin. J'en ai tiré un double avantage ; d'abord je me suis trouvé complètement guéri de la dyspepsie, des *mauvaises digestions* permanentes dont je souffrais depuis longues années, malgré les ordonnances de plusieurs médecins et chirurgiens distingués ; et ensuite, cette guérison m'a permis de traiter convenablement d'autres maux auxquels je suis sujet.

» L'Ervalenta a fait aussi beaucoup de bien à madame Hinton et à sa sœur. » *Signé,* (Le révérend) JAMES HINTON (Maitre-ès-Arts).

5 Grove Road, St. John's Wood, Londres; 1 sept. 1845.

Angl. C. « Mon estomac était affaibli au point que j'avais dû renoncer à presque tous les aliments l'un après l'autre. S'il m'arrivait de faire le plus modeste dîner, je ne pouvais fermer l'œil de la nuit ; j'avais des flatuosités des plus désagréables, et des douleurs dans les membres, surtout aux genoux, et aux pieds. Tel est l'état dans lequel je me trouvais lorsque je commençai à faire usage de l'Ervalenta. Je n'espérais point qu'elle me ferait grand bien ; mais comme je ne pouvais rien manger sans éprouver ensuite des douleurs d'estomac, je pensais que j'aurais peut-être moins de peine à digérer cette substance légère. Le lait étant trop lourd pour mon estomac, je pris d'abord l'Ervalenta à l'eau, avec un peu de beurre et de sucre. Je fus étonnée de lui trouver un goût plus agréable que ceux des farineux dont j'avais mangé jusqu'alors, *et de la digérer sans éprouver aucune douleur.* Je continuai à en prendre deux fois par jour, et je m'aperçus que plus j'en mangeais, plus j'y prenais goût. Après m'en être nourrie pendant huit jours, je vis que je dormais mieux ; s'il m'arrivait de me réveiller, je passais la nuit dans une tranquillité parfaite que je ne connaissais pas depuis longtemps. Peu à peu les flatuosités et les douleurs que je ressentais à la tête, à l'estomac, et dans les membres ont disparu l'une après l'autre. Je jouis maintenant d'une santé satisfaisante ; je puis me livrer à mes occupations habituelles, lire, écrire, travailler, etc., sans être en proie à cette langueur affreuse qui ne cessait de m'accabler. »

Signé, CHARLOTTE SMITH.

Cleveland place, West Bath; 18 avril 1846.

« *P. S.* J'ai été témoin des bons effets de l'Ervalenta dans une inflammation de l'estomac. Le malade ne pouvait supporter aucune espèce d'aliment, pas même un peu de *gruel* (bouillie de farine d'avoine), tandis que quelques cuillerées d'Ervalenta prises de temps en temps ont très-bien passé. »

VI. AVANTAGES INCONTESTABLES DE L'ERVALENTA DANS LES CAS D'AFFAIBLISSEMENT DES FORCES PHYSIQUES.

L'affaiblissement des forces physiques est défini par son propre nom ; il provient toujours d'un vice dans la nutrition. On doit donc chercher les moyens de remédier à cette affection par le choix d'une alimentation qui porte dans l'économie des principes réparateurs sans occasionner de l'irritation dans les voies digestives. Cette double condition est essentielle par les raisons suivantes.

La force nutritive des aliments n'est pas absolue ; elle est relative à l'état des organes digestifs. Ainsi, la viande rôtie, les bifteks, sont avec juste raison regardés comme très-nutritifs ; mais pour un estomac qui ne peut pas les digérer, ils sont aussi inertes que du caoutchouc. La viande de porc est aussi très-substantielle ; mais il y a cependant un grand nombre de personnes qui ne pourraient pas s'en nourrir. Le pain lui-même n'est pas également digéré par tous les estomacs ; la plupart des personnes qui ne font pas d'exercice ne peuvent en manger que fort peu, relativement aux personnes qui agissent. On voit, d'après cela, que l'aliment ne doit être considéré comme véritablement nutritif que quand il peut être bien digéré : par conséquent, pour les estomacs malades surtout, la première qualité d'un aliment sera sa parfaite digestibilité. Or, on a déjà vu que l'Ervalenta est un aliment digestible par excellence.

Ajoutons encore que l'Ervalenta, par sa qualité éminemment digestible, déblaie pour ainsi dire les embarras d'estomac, et rend à cet organe assez de force pour supporter d'autres aliments. Et comme en prenant plusieurs aliments on mange toujours davantage, il en résulte que l'Ervalenta, agissant directement par sa propriété digestive-nutritive, et indirectement par sa propriété appétissante, restaure et fortifie d'une manière étonnante.

En particulier,

Les convalescents, et les personnes faibles et délicates, trouveront dans l'Ervalenta une substance analeptique qui réalisera leurs vœux, c'est-à-dire, qui hâtera le retour de la santé et des forces.

Les vieillards se trouveront également bien de cette alimentation. Ils ne doivent pas, en général, attribuer la détérioration de leur constitution plus à aucune autre cause qu'à un affaiblissement des fonctions digestives ; par conséquent leur premier soin doit être de ranimer ces fonctions. L'Ervalenta remplit parfaitement ce but ; et comme de plus elle constitue une nourriture analeptique et réparatrice, cette fécule sera pour eux un grand préservatif des affections ordinaires de la vieillesse.

Les enfants faibles et rachitiques doivent être mis à l'usage de l'Ervalenta. Ils ont besoin d'une nourriture douce, digestible, et trèsréparatrice, et l'on a vu que l'Ervalenta est un aliment éminemment adoucissant, digestible, et réparateur.

Suivent, comme indication, quelques exemples.

Extraits de quelques Attestations pour constater l'utilité de l'Ervalenta contre l'Affaiblissement des Forces Physiques.

37. « Je viens aujourd'hui m'acquitter envers vous d'une dette bien sacrée, celle de la reconnaissance. En effet, Monsieur, quelles sont les paroles qui peuvent suffire pour vous remercier du service que vous m'avez rendu? Il n'en est pas; et tout ce que je pourrais vous dire resterait au dessous de ce que mon cœur vous voue de gratitude.

» Abandonné et condamné par tous les médecins qui m'environnent, je me porte aujourd'hui à merveille. Je dois ma guérison à votre Ervalenta, et cette guérison est, selon l'expression du docteur Sicot, un miracle.

» Je vous apprendrai avec plaisir que M. le docteur Sicot, qui était aussi malade, et dans un *dépérissement horrible*, s'est également guéri avec l'Ervalenta, et c'est d'après mes conseils. Comme vous le voyez, le malade a guéri le médecin. » *Signé*, E. AUBERT.

Bretteville-l'Orgueilleuse, près de Caen (Calvados); le 4 juillet 1843.

29. « Je viens joindre ma voix à celle de ceux qui, comme moi, ont recueilli d'heureux fruits de l'emploi de l'Ervalenta. Cette farine est un aliment précieux dans bien des cas et jamais nuisible.

» Pour ce qui me regarde, Monsieur, je vous dois une vraie reconnaissance; car, affecté d'une constipation invétérée qui, ne cédant à aucun régime, à aucune méthode curative, avait fini par réduire mon estomac et mes nerfs à un état de *débilité effrayante*, j'ai retrouvé, je me plais à le dire, dans l'usage que je fais de votre Ervalenta, si ce n'est une santé parfaite, vers laquelle je marche cependant tous les jours, du moins une amélioration très-marquée, et surtout une vigueur que je ne connaissais plus. » *Signé*, L. SORDET, directeur des Archives.

Genève (Suisse), 30 juin 1843.

81. « Le bien que j'ai retiré de l'Ervalenta m'engage à vous faire une troisième demande. Si le paquet que vous allez m'envoyer me fait autant de bien que les deux premiers, je ne doute nullement que je serai entièrement rétabli. Je vous dirai que depuis sept ans je n'avais pu sortir de la ville que j'habite, et, grâce à votre farine, je viens de parcourir trente lieues *sans éprouver de fatigue*. »

Poitiers (Vienne), rue des Flageolles, n° 8; 22 août 1845. *Signé*, BRAULT.

72. « Il y a environ trois ans, j'eus une fluxion de poitrine, et je manquai de perdre la vie; j'étais épuisé par le mal, les remèdes, et les saignées. Depuis ce temps, j'ai toujours été *très-faible*, éprouvant de plus un bourdonnement dans la tête qui me causait des insomnies presque complètes. Je viens d'éprouver de bons effets de l'usage de votre farine d'Ervalenta; aussi je me charge avec plaisir d'en faire venir pour deux autres personnes : et la bonne propriété de votre fécule fera répéter ces demandes fréquemment. Je vous prie

donc de m'expédier de suite trois paquets d'Ervalenta, de 4 kil. chacun, dans trois caisses séparées, payables contre remboursement. »

Prez-en-Pail (Mayenne), 9 avril 1845. *Signé*, GUYON.

Angl. D. « Depuis vingt ans, ma femme souffrait d'une constipation habituelle; c'est en vain qu'elle avait employé tous les remèdes en usage, et l'année dernière il lui était devenu impossible de faire quelques pas sans une peine infinie. Cette maladie lui avait causé *un affaiblissement général.* Elle n'avait plus foi à aucun remède, lorsque le hasard fit tomber entre mes mains une de vos publications. J'achetai de l'Ervalenta : aujourd'hui qu'elle en a consommé deux paquets, les souffrances qu'elle éprouvait ont tout-à-fait cessé, et elle peut faire jusqu'à une lieue sans le moindre inconvénient. Sa santé s'est fort améliorée : en un mot, elle n'est pas reconnaissable.

» J'oubliais de vous dire que ma femme, avant de connaître votre Ervalenta, en était réduite à se tenir couchée sur un sopha pendant une partie de la journée, et souffrait cruellement. A présent, cela ne lui arrive que rarement, et elle n'éprouve aucune souffrance. Ainsi, après être restée si longtemps faible et languissante, elle peut aujourd'hui se livrer aux soins du ménage avec un plaisir d'autant plus vif. » *Signé*, TH. WITHECOMB.

Hull, 13, Whitefriars' Gate, 31 juillet 1846.

Angl. E. « Mlle Tubbs et sa sœur ayant été témoins des bons effets produits par l'Ervalenta sur une de leurs amies, se sont décidées à en faire venir deux paquets pour une pauvre jeune femme du voisinage, qui, depuis trois ans, était forcée de recourir constamment à des apéritifs. Depuis le mois de décembre dernier qu'elle a commencé à prendre de l'Ervalenta, elle se passe complètement de ces médicaments, engraisse un peu, et *prend des forces.* »

Twickenham, 1er mai 1845.

VII. MALADIES DU FOIE : MALADIES BILIEUSES.

Les maladies du foie et les maladies bilieuses sont tellement liées ensemble qu'elles ne doivent former qu'une même catégorie.

Or, le foie étant l'organe sécréteur de la bile, quand il est malade, le produit qu'il sécrète doit changer de nature ; la sécrétion de la bile doit se trouver accélérée ou ralentie, altérée ou anéantie. Les maladies du foie et de la bile affectent plusieurs formes ; nous signalerons les suivantes : *Hépatite aiguë* ou *Inflammation du foie; Hépatite chronique; Obstructions des voies d'excrétion de la bile; Ictère* ou *Jaunisse; Altérations de la bile.*

Si l'on considère ces maladies d'une manière générale, on ne tarde pas à s'apercevoir que l'une est ordinairement la conséquence de l'autre. L'inflammation plus ou moins aiguë du foie est en général l'affection qui se montre la première, et elle engendre les autres. L'hépatite aiguë passe très-fréquemment à l'état chronique; ce dernier état, en se prolongeant, détermine une induration de l'organe; l'induration du foie affaiblit considérablement la fonction essentielle de cet organe, qui est de séparer du sang les matériaux de la bile, et, de plus, elle oblitère jusqu'à un certain point les voies d'excrétion de la bile, double circonstance qui facilite singulièrement l'apparition de la jaunisse. Viennent encore les altérations de la bile et les calculs biliaires.

Une cause assez fréquente des maladies du foie et de la bile est le dérangement des organes digestifs. On observera des cas qui puissent être rapportés à d'autres causes. Quelquefois, la jaunisse reconnaît pour cause une vive émotion morale. « Les auteurs, » dit Portal (*Maladies du Foie*, p. 141), « ont consigné dans leurs écrits des exemples de ces jaunisses; et particulièrement Lazare-Rivière, Hoffmann, Morgagni, Lallemand, qui a écrit un assez bon Traité sur les passions: on y voit que des criminels ont eu la jaunisse la plus intense dès qu'on leur a prononcé leur arrêt de mort; que d'autres personnes sont devenues très-jaunes en apprenant la perte d'un procès, la mort inattendue de quelqu'un tendrement aimé. » Dans tous ces cas, la jaunisse a été regardée comme provenant d'une cause purement nerveuse. « Mais, » le professeur Bonnet ajoute, « la vérité est que, si la réalité de cet ordre de causes ne peut être révoquée en doute, l'ictère n'a lieu le plus souvent que parce que la membrane muqueuse gastro-intestinale, fortement surexcitée, a fait participer le foie à son état de souffrance. » (*Nouveau Traité des Maladies du Foie*, p. 378 : 1841.) D'ailleurs les passions tristes, les vives affections de l'âme, coexistent, très-souvent, avec une gastrite chronique, et c'est par l'intermédiaire de l'irritation gastro-intestinale qu'elles déterminent la jaunisse.

On reconnaît en général un grand nombre de causes capables de déterminer les maladies du foie ou de la bile; mais, si on les examine attentivement, on remarquera que ce sont des caractères liés aux maladies gastriques et intestinales. Ces causes sont : un tempérament bilieux ou mélancolique, un caractère irascible, les soucis, les chagrins, l'habitude d'un régime animal excitant, celle des boissons alcooliques, etc.

La bile joue un rôle important dans la fonction digestive; aussi, toute perturbation dans la sécrétion de ce fluide entraîne-t-elle des conséquences fâcheuses. La bile coule dans l'intestin pendant que les aliments partiellement digérés dans l'estomac traversent le duodenum et le distendent; elle contribue au travail digestif qui partage les aliments en parties assimilables et en *fèces;* elle facilite la sortie des fèces en lubrifiant et en stimulant la membrane muqueuse intestinale; enfin, comme le reconnaît le docteur Ripault (*Propositions sur les Fonctions du Foie*), elle retarde, à cause de son peu de tendance à la putridité, la corruption des matières fécales. Ces divers usages de la bile suffisent, il nous semble, pour faire sentir la nécessité de ne pas négliger les maladies de la sécrétion biliaire.

Les traitements qu'on avait le plus ordinairement opposés à ces maladies reposaient principalement sur l'emploi des purgatifs, mais depuis longtemps on avait déjà remarqué que ces médicaments ne faisaient souvent qu'exaspérer la maladie.

Puisque les maladies bilieuses proviennent ordinairement d'un dérangement des organes de la digestion, il est évident que le traitement le plus rationnel sera celui qui pourra le mieux rétablir la fonction digestive.

Est-il nécessaire de recommander l'Ervalenta comme le moyen le plus convenable que l'on puisse employer? Nous ne le pensons pas : ses qualités digestibles l'ont placé au premier rang pour le traitement des maladies des voies digestives. Quelques fragments d'attestations l'ont déjà prouvé, on verra bien d'autres preuves en parcourant les Attestations elles-mêmes. Quant à son action spéciale par rapport aux maladies du foie et de la bile, nous donnons ici les trois exemples suivants.

Extraits de quelques Attestations, pour constater l'utilité de l'Ervalenta pour les Maladies du Foie et de la Bile.

Angl. F. « Je m'empresse de vous informer que, souffrant depuis longtemps d'une affection *du foie* et de la poitrine, accompagnée de dérangement dans la digestion et dans les fonctions intestinales, j'ai pris deux fois de l'Ervalenta, et que j'en ai obtenu de bons résultats. J'en prends tous les matins à déjeûner, et je n'ai plus besoin, par ce moyen, de recourir aux purgatifs. Je n'hésite donc point à attester tout le bien que m'a fait ce produit, et je fais des vœux pour que vous parveniez à déjouer les tentations qu'on ferait pour en interdire la vente. » *Signé,* (Le Capitaine), J. RALSTON.
3, Wykeham Terrace, Brighton; 29 avril 1845.

Angl. G. « Un de mes amis vient de m'informer que l'Ervalenta lui avait fait beaucoup de bien : il en prenait *pour une maladie de foie,* et pour une constipation fréquente. »

Ramsgate, 22 avril 1845. *Signé,* E. MONGOR.

Angl. H. « Avant d'avoir pris d'Ervalenta, j'avais plusieurs maladies sérieuses qui provenaient *d'une affection du foie;* mais depuis lors, j'ai beaucoup [moins?] souffert du côté, et ma santé a éprouvé une amélioration réelle. »

Twickenham, 2 mai 1845. *Signé,* HARRIET MARLOW.

VIII. HYPOCHONDRIE ; MÉLANCOLIE : AVANTAGES INCONTESTABLES DE L'ERVALENTA CONTRE CES DIFFÉRENTS ÉTATS.

On rattachait autrefois l'hypochondrie à une affection de la rate ou du foie, parce qu'on attribuait ces maladies à une humeur noire dont ces organes auraient été la source prétendue. En caractérisant ces maladies par les symptômes qu'elles présentent, on ne peut les faire dépendre que d'un trouble de la digestion, et de plus d'une exaltation de la sensibilité, qui fait que les malades s'exagèrent considérablement leurs souffrances. Si l'on se rappelle ce qui a été dit sur le calme, la satisfaction, la gaîté même qui accompagnent les bonnes digestions, on sera conduit à donner aux hypochondriaques tout ce qui est de nature à rétablir cette importante fonction. Et quelle substance pourrait-on préférer à l'Ervalenta ? D'ailleurs, on verra dans les exemples suivants des preuves irrécusables de l'efficacité de l'Ervalenta dans les cas d'hypochondrie.

Extraits de quelques Attestations pour prouver l'utilité de l'Ervalenta contre l'Hypochondrie et la Mélancolie.

6. « Depuis l'emploi de l'Ervalenta, j'ai complètement abandonné toutes les médecines. Le résultat est tel, que je me trouve pour ainsi dire régénérée : je suis rajeunie, et j'ai un teint frais que je n'avais pas depuis bien des années ; ma santé n'est plus exposée à ces nombreux et fâcheux accidents que j'ai ressentis de tous côtés durant les huit ans qui ont précédé l'emploi de l'Ervalenta, et, possédant des forces que je n'avais pas pendant cette longue période, les mêmes causes nuisibles ne produisent plus sur moi les mêmes effets malfaisants. C'est pourquoi, actuellement, *la vie ne m'est plus à charge;* je suis, au contraire, gaie, et, il faut le dire, comparativement heureuse. »

(L'adresse du médecin de cette dame, et la raison pourquoi elle ne donne pas la sienne, se trouvent après l'autre extrait de cette même lettre que nous avons donné dans la Section III.)

9. « Je ne sais de quelle manière vous témoigner ma recon-

naissance, ni en quels termes parler de votre précieuse Ervalenta, tant elle a été un remède souverain pour moi. Ma digestion était pénible au-delà de toute expression, j'étais toujours maladif, et mes souffrances m'avaient rendu continuellement *mélancolique*. Eh bien! Monsieur, de tout cela il ne me reste que le souvenir. J'ai le corps léger et la voix bien plus sonore qu'avant l'usage de l'Ervalenta. Éprouvant un changement aussi extraordinaire et aussi subit, j'ai failli en devenir fou de joie. » *Signé*, N.-F. Gardéche.

Reims (Marne), rue de Chativelles, n° 32; 28 juin 1842.

14. « Mon épouse fait usage de l'Ervalenta depuis les premiers jours de juin dernier; elle s'est trouvée mieux au bout de trois jours de son emploi, et elle l'a continué depuis ce temps sans interruption toujours au moins une fois par jour; elle en fait ses déjeûners, au lieu de chocolat et de café qu'elle prenait auparavant. Elle est si *joyeuse* qu'elle m'a prié de vous écrire combien ce potage lui a été favorable. » *Signé*, De Lasiauke, propriétaire.

Paris, rue Rousselet-Saint-Germain, n° 11; 6 septembre 1842.

79. « Lorsque je vous demandai pour la première fois de l'Ervalenta, dont l'usage a été si favorable à ma femme, elle était dans un état presque désespéré; l'ignorance des médecins ou l'impuissance de leurs médicaments l'avaient mise à deux doigts du tombeau.

» Six jours après que madame Caffo eut commencé l'usage de l'Ervalenta accompagnée de Mélasse, les crises d'estomac commencèrent peu à peu de présenter un caractère moins grave, puis insensiblement ne se firent plus remarquer qu'à de longs intervalles, et l'on peut dire qu'elles sont actuellement entièrement disparues; à la maigreur succède l'embonpoint; les muscles ont pris de la force, les reins, qui pouvaient à peine supporter pendant une heure la position verticale, se sont raffermis et permettent à la malade de rester levée toute la journée, ce qu'elle ne pouvait plus faire lorsqu'elle a commencé son traitement par l'Ervalenta. La *tristesse* presque constante qui l'assiégeait ne se montre plus que rarement; en un mot, il y a dans sa position un mieux miraculeux qui nous fait espérer qu'avec de la persévérance nous obtiendrons une guérison radicale: ce sera à vous que nous la devrons, et je vous en adresse à l'avance mes remerciements bien sincères. »

Signé, Caffo, capitaine-trésorier du 6e escadron du train des parcs d'artillerie.

Saverne (Bas-Rhin), 4 août 1845.

Angl. I. « L'Ervalenta est un aliment si agréable que j'ai continué à en prendre à déjeûner plus longtemps qu'il ne l'eût fallu absolument, et ce n'est que parce que je suis absent de chez moi, que je n'en fais pas usage en ce moment. J'ajouterai que ce mode d'alimentation m'a fait l'effet de procurer une plus grande *tranquillité d'esprit*, et de fortifier la mémoire. » *Signé*, (Le rév.) Th. Martyn.

Pertenhall, Kimbolton, Hants; 7 mai 1845.

IX. L'USAGE DE L'ERVALENTA PROCURE LA GUÉRISON, OU DU MOINS LA PALLIATION, DES MALADIES NERVEUSES.

Les maladies nerveuses, quoique peu dangereuses en général,

sont désespérantes, et par les souffrances qu'elles occasionnent, et par leur longue durée. Leur nature est peu connue, et leur traitement se ressent de cette incertitude ; aussi n'y a-t-il guère de médicament qui n'ait été conseillé ou employé pour les combattre ; mais très-souvent elles sont restées rebelles à tous les remèdes.

S'il n'est pas possible de déterminer au juste le point des lésions nerveuses, ni de connaître l'agent qui les produit, on a du moins remarqué que ces affections sont en général liées ou accompagnées de troubles plus ou moins apparents de la digestion.

En voyant le rapport qui existe entre les maladies nerveuses et l'état des voies digestives, nous fûmes conduits à les traiter par l'Ervalenta, et de nombreux succès nous autorisèrent à recommander cette farine dans le traitement des affections nerveuses. Nous ne prétendons pas cependant que l'Ervalenta opère *toujours* des guérisons radicales, mais nous soutenons qu'elle guérit souvent et qu'encore plus souvent elle pallie. Les personnes atteintes de ces affections, habituées à essayer de tout infructueusement, devraient être satisfaites même de la palliation du mal ; d'autant plus que cette amélioration amène parfois insensiblement une cure complète.

On trouvera dans les Attestations un grand nombre d'affections nerveuses très-intenses radicalement guéries en quelques semaines par l'Ervalenta : défaillances, tremblements, mouvements convulsifs, bourdonnements dans les oreilles, maux de tête, douleurs au-dessus des sourcils, migraines, confusion dans la pensée, etc., tout a disparu sous l'influence des potages à l'Ervalenta.

Extraits de quelques Attestations pour prouver l'utilité de l'Ervalenta contre les Maladies Nerveuses.

29. « Pour ce qui me regarde, Monsieur, je vous dois une vraie reconnaissance ; car, affecté d'une constipation invétérée, qui, ne cédant à aucun régime, à aucune méthode curative, avait fini par réduire mon estomac et *mes nerfs* à une débilité effrayante, j'ai retrouvé, je me plais à le dire, dans l'usage que je fais de votre fécule, si ce n'est une santé parfaite, vers laquelle je marche cependant tous les jours, du moins une amélioration très-marquée, et surtout une vigueur que je ne connaissais plus. »

Signé, L. Sordet, directeur des Archives.

Genève (Suisse), 30 juin 1843.

(*) « Si l'Ervalenta produit tous les bons effets que vous lui

---

(*) N. 55 de l'ancien livre : voir la Note à la fin des « Attest. françaises etc. »

attribuez, elle aura certes une belle réputation à se faire chez moi; car ma santé ne ressemble à celle d'aucun malade. Ma constitution, éminemment lymphatique et *nerveuse*, se trouve depuis bien des années dans cet état d'abaissement des forces vitales que vous peignez si bien dans votre Exposé. Je suis dans un état habituel d'infirmité et de souffrance, j'éprouve presque toujours un froid glacial depuis les reins jusqu'aux pieds; je suis forcée d'être vêtue en été presque comme en hiver; si je veux quitter, dans les plus grandes chaleurs, un vêtement trop chaud pour le remplacer par un autre qui le soit un peu moins, voilà qu'une foule de maux vient m'assaillir : des rhumes, des maux de dents horribles, des *névralgies affreuses*, des rhumatismes, des courbatures, des fluxions, enfin tous les maux que vous désignez pouvoir quelquefois être produits par l'abaissement des forces vitales.

» Ah ! Monsieur, qu'elles sont faibles chez moi ces forces vitales! Depuis quinze ans, je ne puis plus descendre l'escalier sans me tenir solidement à la rampe; mes jambes tremblent et vacillent comme celles d'un homme pris de vin. Depuis cette malheureuse gastrite, je ne puis plus couper la mèche d'une chandelle sans soutenir le bras de la main qui la coupe. Eh bien ! malgré la multiplicité de mes maux, car je ne vous en dis qu'une partie, malgré leur intensité chronique, malgré mon grand âge, je me sens fortement disposée à essayer l'Ervalenta. Si cette farine n'a pas le pouvoir de me débarrasser de tous mes maux, j'ai quelque espérance qu'elle pourrait en diminuer le nombre ou les affaiblir tant soit peu; car, d'après votre Exposé, je suis intimement persuadée qu'ils sont causés par le défaut d'une digestion convenable, et le mauvais état du canal alimentaire et excrémentitiel. » *Signé*, (Mlle) F. DE MULLER.

Fribourg (Suisse), r. des Places, 102, avenue de la Porte des Étangs; 30 juil. 1842.

Le 2 octobre de la même année, Mlle de Muller a rendu à l'Ervalenta le témoignage suivant :

(*) « L'intérêt de mes semblables souffrants me fait un devoir de vous adresser les faits suivants :

» Quoique je ne prenne l'Ervalenta que depuis six semaines, je puis cependant vous dire qu'en général ma santé est infiniment meilleure. Mon sommeil est plus tranquille qu'auparavant; le matin je me lève plus volontiers et plus tôt; mon appétit est aussi infiniment meilleur que précédemment; je puis dire que je mange avec un vrai plaisir; tous les mets me paraissent excellents, quoique je mange encore avec une grande modération, car le triste état de ma santé m'avait habituée, depuis plus de quinze ans, à une grande sobriété. Je me trouve aussi plus forte, je n'éprouve plus cette faiblesse, cette lassitude dont j'étais accablée depuis tant d'années; mes facultés morales y ont aussi gagné. Vous ne sauriez croire à quel point mes infirmités avaient affaibli mon esprit : j'étais, en toutes choses, toujours irrésolue, toujours hésitante; je n'avais plus de mémoire; maintenant je suis tout autre. »

Fribourg (Suisse), le 2 octobre 1842. *Signé*, (Mlle) F. DE MULLER.

(*) N. 57 de l'ancien livre : voir la Note à la fin des « Attest. françaises etc. »

(*) « Je n'ai qu'à me louer des résultats satisfaisants que j'ai obtenus par l'emploi de l'Ervalenta, et je viens aujourd'hui, Monsieur, vous féliciter, comme tant d'autres, de la découverte importante que vous avez faite. Je suis atteint, comme vous le savez, d'une *affection nerveuse* depuis dix-huit mois. Pendant les premiers huit mois de ma maladie, j'avais fréquemment recours aux purgatifs ordinaires, qui ne remplissaient pas mon but, puisqu'ils ne me soulageaient que momentanément ; mais, depuis que je fais usage de votre Ervalenta, mes évacuations sont régulières et faciles ; le bien-être que j'en éprouve est tel, que je suis dans l'intention de continuer longtemps l'usage de votre fécule. Depuis la dernière que je vous ai adressée, ma position s'est beaucoup améliorée, mes douleurs de tête sont bien moindres, depuis que j'ai le ventre libre. »

Noirmoutiers (Vendée), 26 juillet 1843. *Signé*, Pitre-Richer.

Angl. J. « Vous serez sans doute satisfait d'apprendre qu'ayant entendu parler ces jours derniers d'une personne honorable de ce village à laquelle votre Ervalenta avait fait un bien merveilleux, je demandai la permission de la voir, et que je reconnus la vérité du fait.

»Depuis douze ans, cette personne souffrait d'une constipation opiniâtre qui lui était venue à la suite d'une violente maladie, et qui était accompagnée d'une tendance du sang vers la tête, de *spasmes*, de *défaillances*, de douleurs, etc. Après avoir eu recours à une foule de médicaments, qui ne produisaient souvent aucun effet, elle vit votre annonce dans le journal, envoya chercher un paquet d'Ervalenta, et, après qu'elle en eut pris une seule fois, ses intestins fonctionnèrent. Il y a six semaines qu'elle en fait usage, et elle n'est plus reconnaissable. *Signé*, Anna (Lady) Lyon.

Troyford, près de Winchester; 11 août 1844.

X. UTILITÉ DE L'ERVALENTA DANS LES CAS DE PERTURBATION DE LA SÉCRÉTION URINAIRE ET D'ALTÉRATION DE L'URINE.

La sécrétion urinaire est particulièrement soumise à l'influence des organes digestifs. Par un choix convenable d'aliments et de boissons, on corrige, on modifie, et l'on guérit presque toutes les altérations de l'urine. M. Dumas, membre de l'Institut, citait l'année passée (1846), à son cours de chimie physiologique fait à la Faculté de Médecine de Paris, un exemple qui prouve combien est grande l'influence de l'alimentation sur la nature des urines. M.***, atteint de gravelle, rendait des graviers d'une nature très-différente suivant son genre de vie et la nature de ses aliments. Il occupait une haute position dans l'administration, et sa principale attribution était une longue tournée d'inspection tous les ans. Tant que durait la tournée, ses urines déposaient abondamment de l'acide urique (*poudre jaune*

(*) Voir la note à la fin des « Attestations françaises etc. »

rougeâtre); dès qu'il rentrait à sa campagne, l'acide urique cessait de se déposer, pour faire place à des calculs d'oxalate de chaux. Ce changement considérable dans la nature des matériaux chariés par les urines s'explique facilement par la différence de l'alimentation. Pendant sa tournée, il se trouvait obligé presque tous les jours d'accepter à dîner; or, l'on sait que ces dîners d'invitation sont en général caractérisés par la succulence, la variété, la recherche, et l'abondance des mets, par un long séjour à table, par une succession de vins généreux, excitants et capiteux, toutes circonstances qui favorisent singulièrement la formation d'une trop grande quantité d'acide urique. Arrivé à sa campagne, tout était changé : le temps qu'il passait assis devant les bureaux ou dans sa voiture était remplacé par des promenades champêtres ; et une alimentation frugale remplaçait les dîners excitants qu'il prenait pendant sa tournée. Seulement il était trop porté pour l'oseille et autres jardinages et fruits qui facilitent la formation des calculs d'oxalate de chaux.

Il est démontré par cet exemple et par un grand nombre d'autres que nous ne rapportons pas, qu'un régime excitant favorise beaucoup la formation d'une trop grande quantité d'acide urique, formation qui occasionne fréquemment des douleurs de reins, des irritations de vessie, des rétentions d'urine, etc. Il est donc sage, il est urgent, de suivre un régime qui s'oppose à la production exagérée d'acide urique. Le traitement le plus rationnel est une alimentation convenable. On a constaté dans un très-grand nombre de cas, que l'Ervalenta, par ses propriétés digestives et évacuatives, fait disparaître les causes qui perturbent la sécrétion urinaire et qui dénaturent les urines. En voici quelques exemples.

Extraits de quelques Attestations pour prouver l'utilité de l'Ervalenta contre les Maladies Urinaires.

26. « Le sieur Gamard, boulanger de ma commune, a son fils que l'on désespérait de conserver; depuis qu'il fait usage de votre farine, il est beaucoup mieux, sa rétention d'urine a disparu complètement. » *Signé*, MALET, capitaine en retraite, etc.
Héry (Yonne), 29 juin 1843.

45. « J'étais constipé depuis vingt mois par l'effet d'une autre maladie qui est un catarrhe du col de la vessie; ce catarrhe me causait des cuissons en urinant, que mon médecin a cherché à combattre par des lavements et toute espèce de rafraîchissants. J'ai pris jusqu'à trois lavements de suite sans aucun effet; la térébenthine de

Venise a seule atténué ce catarrhe qui m'ôtait le sommeil, et j'étais obligé de prendre du sirop diacode tous les soirs en me couchant. Voilà l'état où m'a trouvé l'emploi de l'Ervalenta. Depuis son usage je vais à la selle tous les jours, les cuissons que j'éprouvais en urinant sont très-diminuées, et je dis à tous ceux qui veulent l'entendre, que l'Ervalenta me guérira deux maladies à la fois. J'ai pensé que ces détails vous seraient agréables. Je dors sans prendre de narcotique, ce qui est un effet bien appréciable. »

Signé, T. DE BOULOT, membre de l'Académie des Sciences, Arts, et Belles-Lettres de Besançon, etc.

Besançon (Doubs), 21 février 1844.

(*) « Je me trouve un peu mieux depuis que je fais usage matin et soir d'Ervalenta. — Le mal dont je suis atteint est un *catarrhe vésical.* » *Signé*, CLET.

Coubleire, près Voiroz (Isère); 14 juin 1845.

Le 19 août de la même année M. Clet nous écrit encore :

(**) « Aussitôt la présente reçue, je vous prie de m'envoyer de suite un paquet d'Ervalenta. Je manque totalement de cette farine; dont j'éprouve de bons effets; c'est pourquoi je tiens à la recevoir dans le plus bref délai possible. » *Signé*, CLET.

Voiroz (Isère), 19 août 1845.

83. « L'état déplorable dans lequel j'étais en commençant l'usage de l'Ervalenta a dû présenter à cet agent une lutte assez difficile à soutenir; néanmoins, depuis vingt jours l'amélioration est manifeste, et si elle continue proportionnellement pendant l'usage du deuxième paquet que je vous prie de m'envoyer, je vous dirai que votre excellente farine aura guéri une gastro-entérite, occasionnée par l'usage immodéré des purgatifs drastiques; de plus, l'inflammation intestinale commençant à agir sur l'*appareil urinaire*, j'ai ressenti de cruelles souffrances sur tous les organes environnants. Mon désespoir égalait l'impuissance des remèdes employés pour me soulager. Aujourd'hui, grâce à l'Ervalenta, je vois diminuer les douleurs. » *Signé*, STOPLER, Trésorier du 63e.

Verdun (Meuse), 14 septembre 1845.

Angl. K. « J'éprouvais souvent dans les reins des douleurs et de la faiblesse; mon urine déposait beaucoup, avait une couleur foncée, et répandait une odeur désagréable. Depuis l'usage de l'Ervalenta, mon urine est claire et sans aucun sédiment. »

Signé, U. H. (Esq.) [*Voir la liste générale.*]

Morpeth, Northumberland; 5 août 1846.

XI. MALADIES DIVERSES. — COMMENT L'ERVALENTA GUÉRIT TANT D'AUTRES MALADIES.

Il est inutile de s'étendre sur cette section, parce qu'il a déjà été positivement démontré que la constipation et les autres dérangements des voies digestives sont la source d'un très-grand nombre de maladies plus ou moins graves, et que la régularité des évacua-

(*) et (**) Voir la Note à la fin des « Attestations françaises etc. »

tions alvines amène leur guérison, quand les moyens les plus spéciaux manquent leurs effets. Or, l'on vient de voir combien est grande la puissance de l'Ervalenta pour régulariser les évacuations alvines, et l'on doit nécessairement en conclure qu'elle opère la guérison de toutes les maladies qui étaient provoquées par le mauvais état des organes digestifs, si l'on excepte quelques cas rares de complète désorganisation des tissus, et alors même elle joue un rôle des plus importants. Les maladies guéries, soit directement, soit indirectement, par l'Ervalenta, sont très-nombreuses, comme le démontrera la liste générale des Attestations des malades eux-mêmes ; à laquelle, pour ne pas faire un livre trop volumineux, nous renvoyons le lecteur.

XII. INNOCUITÉ INCONTESTABLE DE L'ERVALENTA. — PREUVES QU'ELLE NE CONTIENT AUCUNE SUBSTANCE MÉDICINALE, ET QU'ELLE NE PEUT, DANS AUCUN CAS, FAIRE DU MAL.

Pour prouver que l'Ervalenta ne contient aucune espèce de médicament, ni aucune substance capable de faire du mal dans aucun cas, nous allons fournir des documents officiels.

En 1843, on ordonna une enquête sur le plus grand nombre des remèdes secrets. Les tribunaux furent saisis de l'affaire, et nommèrent des experts pour vérifier et analyser ces remèdes.

« L'expert (M. le professeur Chevalier, chargé de l'examen de l'Ervalenta et de notre Mélasse) a rendu hommage à l'innocuité *complète* de ces deux produits. » — *Gazette des Tribunaux* du 24 mai 1843 : compte-rendu du procès sur l'Ervalenta.

M. le professeur Chevalier, chimiste d'un grand mérite, certifie encore dans son rapport : « *Que l'Ervalenta ne contient rien qui puisse, par accident, faire le moindre mal à personne; et qu'en effet elle n'est autre chose qu'une farine alimentaire.* »

Enfin l'affaire fut portée en Cour Royale, et les conclusions de cette Cour furent absolument les mêmes que celles du Tribunal Correctionnel. « *M. le président Simonnet rend un arrêt qui renvoie M. Warton de la plainte.* — Cour Royale de Paris, 1er juillet 1843. »

Après avoir reconnu que l'Ervalenta et la Mélasse Warton étaient véritablement des substances alimentaires, on nous donna la liberté pleine et entière de propager partout, *comme droit acquis*, l'usage de ces deux produits si efficaces contre la constipation et les autres maladies des voies digestives, et contre celles qui en dérivent.

SÉRIE DE DOCUMENTS,

CERTIFICATS, ATTESTATIONS, TÉMOIGNAGES,

ET DÉCLARATIONS DE MÉDECINS,

ET DE MALADES GUÉRIS PAR L'ERVALENTA.

☞ 1. *Nous avons indiqué, autant qu'il était possible, avant chaque document de la division française, la maladie ou les maladies (ou du moins les principales) dont la guérison, ou le soulagement, y est consigné. — 2. On comprendra facilement, qu'en publiant ces Documents, nous évitons, autant que possible, de grossir le livre et de fatiguer le lecteur par des détails inutiles. — 3. Du reste, on trouvera sur la première page de cet ouvrage une note qui se rapporte ici.*

Nota. Les premières 39 Attestations ont déjà paru, avec plusieurs autres, dans l'ancien ouvrage. Les autres de la division française, et toutes celles de la division anglaise, sont nouvelles. (Voir aussi les Notes qui se trouvent après les deux divisions, française et anglaise.)

ATTESTATIONS FRANÇAISES, etc.

Déclarations de Médecins déjà publiées.

N° 1.

Certificat du Docteur Barras.

Je soussigné, docteur en médecine, chevalier de la Légion-d'Honneur, certifie que plusieurs malades, auxquels j'ai conseillé l'usage de l'Ervalenta de M. Warton, s'en sont très-bien trouvés. J'atteste, en outre, qu'il n'est point à ma connaissance, que cette substance alimentaire et médicinale ait fait du mal à quelqu'un, et que je la crois incapable de nuire.

Signé, BARRAS, *Docteur-Médecin*, *(Chevalier de l'Ordre Royal de la Légion-d'Honneur, Membre de l'Académie Royale de Médecine de Suède, de la Société Médicale d'Émulation, etc.)*

Paris, rue St-Lazare, n. 55; 30 juin 1843.

N° 2.

Certificat du Docteur Claisse.

Je soussigné, médecin, domicilié à Saint-Valérien, arrondissement de Sens; certifie avoir conseillé l'usage de l'Ervalenta de M. Warton, à plusieurs personnes affectées de constipation habituelle par suite d'affections chroniques des voies digestives; et j'affirme n'en avoir retiré que de très-bons effets.

Signé, A. CLAISSE, *(Docteur en Médecine de la Faculté de Paris.)*

Paris, ce 30 juin 1843.

N° 3.

Témoignage du Docteur Husson.

Madame F.... a fait usage de l'Ervalenta, d'après mon conseil, et elle s'en trouve bien.

Je ne lui en avais parlé que d'après plusieurs expériences faites sur d'autres clients, consenties par eux, et dont plusieurs personnes du monde m'avaient donné l'idée, parce qu'elles-mêmes m'assuraient retirer de l'avantage de l'emploi de cette farine.

Je l'ai goûtée et je l'ai examinée; superficiellement, il est vrai; mais d'après son goût et ses effets, je la regarde non pas comme un médicament, mais comme un aliment qui possède une propriété laxative.

Signé, L. HUSSON, (*Doct. en Méd.*)

Paris, rue Richelieu, n. 45; 30 janvier 1843.

N° 4.

Lettre du Docteur Petron.

A M. Warton, rue Richelieu, n. 68, à Paris.

Monsieur, ayant eu l'occasion d'apprécier la double propriété nutritive et laxative de votre fécule, l'Ervalenta, je l'ai conseillée à l'un de mes malades, qui s'en est fort bien trouvé; je suis désireux de l'essayer chez une personne de ma famille, sujette à une constipation habituelle depuis de nombreuses années. Votre notice indique que vous en procurez un paquet gratis aux médecins qui désirent la soumettre à la voie de l'expérimentation : si c'était un effet de votre obligeance, je recevrais votre offre avec reconnaissance et je m'empresserais de propager à l'avenir dans mon pays une découverte aussi utile.

Recevez l'assurance de mes sentiments distingués.

Votre serviteur tout dévoué,

L. PETRON,

Doct.-Médecin de la Faculté de Paris.

A Lisieux (Calvados), rue d'Orbec; 22 mars 1842.

N° 5.

Lettre du Docteur Twefford.

A M. Warton, rue Richelieu, n. 68, à Paris.

Monsieur, deux dames du pays où je pratique ont fait venir par mon conseil de l'Ervalenta, dont elles se sont bien trouvées. Encouragé par cet essai, je viens vous prier de m'envoyer par le roulage accéléré trois paquets de cette substance.

Dans le cas où je continuerais à en être satisfait, j'en répandrai l'usage autour de moi.

J'ai l'honneur de vous saluer.

H. TWEFFORD fils,

Docteur en Médecine.

Montbelliard (Doubs), 4 juillet 1843.

Autres Attestations déjà publiées.

N° 6.

Paralysie. — *Constipation habituelle. — Insomnie. — Vertiges. — Irritation de l'estomac et des entrailles.*

A M. Warton, rue Richelieu, n. 68, à Paris.

Monsieur, il y a huit ans que je suis affecté d'une paralysie sur tout le côté droit. Dès le commencement de cette longue période, j'ai été atteint d'une *constipation* douloureuse, très-opiniâtre, et extrêmement difficile à supporter. J'ai été contrainte, par des affections aussi graves, d'avoir recours, pour me soulager, à toutes les ressources de la médecine et de la pharmacie; mais, par suite des médicaments que j'ai employés pour combattre la constipation, j'ai éprouvé des insomnies, des vertiges, et des irritations de l'estomac et des entrailles, tels que, pendant ces années de souffrances, j'ai souvent pu croire que le moment n'était pas éloigné où je succomberais à mes douleurs.

Il y a six mois que j'ai commencé à faire usage de l'Ervalenta, et je m'en sers encore. Depuis son emploi, j'ai complétement abandonné toutes les médecines purgatives et laxatives, ainsi que les lavements. Le résultat est tel, que je me trouve pour ainsi dire régénéré : maintenant plus d'insomnies, plus de vertiges, plus d'irritations; aussi, si je ne ressentais plus de ces douleurs presque continuelles de nerfs, ni cette raideur paralytique qui s'oppose sans cesse aux mouvements que je voudrais faire, je me croirais dans mon état normal.

Cependant je dois reconnaître que dans ma paralysie il y a une amélioration *frappante* depuis que j'ai fait usage de l'Ervalenta; d'où je puis, il me semble, légitimement conclure que, comme la guérison de ma paralysie a déjà fait de grands progrès, sans aucune rechute, j'approcherai plus près encore d'une guérison complète, en continuant l'usage du même moyen. Je suis même très-disposé à croire que si je n'étais pas aussi âgée (66 ans), je guérirais totalement.

Dans le cas, cependant, où ce jour tant désiré n'arriverait jamais, il serait toujours vrai que mon état paralytique est amélioré et s'améliore encore chaque jour; que je suis rajeunie, que j'ai un teint frais que je n'avais pas depuis bien des années; que ma santé n'est plus exposée à ces nombreux et fâcheux accidents que j'ai ressentis de tous côtés durant les huit ans qui ont précédé l'emploi de l'Ervalenta; et que, possédant les forces que je n'avais pas pendant cette longue période, les mêmes causes nuisibles ne produisent plus sur moi les mêmes effets malfaisants. C'est pourquoi, actuellement, la vie ne m'est plus à charge; je suis, au contraire, gaie, et, il faut le dire, comparativement heureuse.

Etant infirme, je ne puis pas, à mon âge, sans me résigner à mourir bientôt, recevoir les innombrables visites auxquelles la publicité de cette attestation avec l'indication de mon nom et de ma demeure pourrait donner lieu; c'est pourquoi je ne puis me faire connaître au public; mais, voulant faire pour l'humanité souffrante autant de bien que je puis sans sacrifier ma vie, j'ai invité mon médecin à recevoir les visites du public pour moi. Il montrera, par des preuves convaincantes, que cette attestation n'est fondée que sur la réalité des faits mêmes; il donnera aux personnes qui le demanderont toute satisfaction sur les détails de ma maladie, et tous les renseignements qu'elles pourront désirer sur ma guérison. Le nom et l'adresse de mon médecin sont:

M. JACQUIN, *M. D.*
Paris, 6, rue d'Amboise.

10 mai 1842.

N° 7.

DIGESTION DIFFICILE. — CONSTIPATION HABITUELLE.

Monsieur, j'ai reçu et presque entièrement consommé tout le paquet d'Ervalenta que vous m'avez fait l'honneur de m'adresser: il m'a fait beaucoup de bien, en ce que je digère beaucoup mieux; mais il ne m'a pas rétabli parfaitement; les évacuations alvines (?) et la constipation règnent toujours, quoiqu'à un degré moins fort.

Cependant j'ai pu suspendre totalement tout lavement et toute tisane.

Mon intention est d'en essayer encore un paquet, pour voir s'il me guérira radicalement. Je vous prie de me l'expédier sous le nom et à l'adresse de M. Garagnon, marchand à Sisteron (Basses-Alpes).

Dans l'attente de vos nouvelles, j'ai l'honneur de vous saluer.

SIGNORET, *curé.*

Melve, arrond. de Sisteron (Basses-Alpes); le 1er juin 1842.

N° 8.

CONSTIPATION HABITUELLE. — *Bourdonnement dans la tête. — Tintements aux oreilles. — Douleur rhumatismale. — Permanence des saburres dans les voies digestives.*

Monsieur, sujet à une constipation plus ou moins opiniâtre depuis quelques années, j'ai dû recourir sans cesse aux lavements et aux purgatifs; mais, fatigué de ces moyens inefficaces, je profitai de l'indication que l'on me fit de votre Ervalenta, de laquelle j'ai fait usage pour la première fois en octobre 1841. Des évacuations naturelles eurent lieu pendant ce mois, et, quoique je ne l'employai qu'un mois, elles continuèrent une partie de l'hiver; elles cessèrent progressivement: alors la constipation reparut aussi rebelle qu'autrefois.

Ce nouvel état de choses s'étant compliqué d'un bourdonnement dans la tête, de tintements aux oreilles, d'une douleur rhumatismale affectant la partie gauche depuis la hanche jusqu'au bas de la jambe, enfin, d'une permanence de *saburres* dans les voies digestives, je revins de nouveau, le 1er mai dernier, à l'usage journalier de l'Ervalenta pour une partie de ma nourriture; aussi ai-je vu cesser la constipation et les incommodités que je viens de citer, excepté cependant l'affection nerveuse, dont l'intensité augmente et se fait vivement sentir. Le soir, je frictionne cette partie gauche, et je l'exerce chaque jour par la marche, en faisant deux ou trois lieues, sans que ces moyens mécaniques m'aient procuré de soulagement.

Incertain si je dois essayer de combattre cette affection par des purgatifs, ou si je dois m'en tenir au régime de l'Ervalenta, dont les effets sur les intestins paraissent susceptibles de la faire cesser, je vous prie, Monsieur, de m'aider de vos conseils à cet égard, désirant ne pas agir contrairement aux prescriptions mentionnées dans les brochures qui accompagnent les paquets d'Ervalenta.

J'ai servi 32 ans, et je suis en retraite depuis 4 ans: j'ai maintenant 54 ans.

Je crois devoir vous faire observer que cette partie gauche en question a été, il y a 25 ans, fortement contusionnée par suite d'une violente chute de cheval de ce côté: cependant je n'y ai jamais ressenti de douleur depuis.

J'ai l'honneur d'être, avec les sentiments les plus distingués, Monsieur, votre très-humble et très-obéissant serviteur,

Le baron BRADY DE LOGTHÉE.

Paris, place Royale, n. 15; 21 juin 1842.

N° 9.

GASTRITE. — DIGESTION TRÈS-PÉNIBLE. — *Constipation habituelle. — Mélancolie. — Sommeil agité. — Tête pe-*

santé. — Bouche mauvaise. — Yeux abattus. — Ouie pénible. — Estomac chargé. — Ventre résistant et douloureux. — Renvois aigres. — Respiration courte. — Malaise général.

Monsieur, je ne sais de quelle manière vous témoigner ma reconnaissance, ni en quels termes parler de votre précieuse Ervalenta ; tant elle a été un remède souverain pour moi.

A l'âge de 29 ans, j'ai été affecté de la gastrite. J'ai ressenti pendant 14 ans les symptômes de cette maladie. J'étais sans intermission au régime, toujours constipé, et forcé tous les trois jours de prendre un lavement. Ma digestion était pénible au delà de toute expression, j'étais toujours maladif, et mes souffrances m'avaient rendu continuellement mélancolique. Pendant les trois dernières années, j'ai été quatre fois gravement malade, toujours de la gastrite, sans être jamais guéri.

Par l'effet d'un heureux hasard, j'ai vu sur le journal *le Siècle : Plus de constipation : plus de lavements : plus de médecines.* Ces mots me frappèrent fortement, car, depuis 14 ans, la constipation avait été mon tourment. De suite j'en fis part à mon frère, qui habite Paris, et le priai d'aller vous consulter ; quelques jours après, savoir, le 28 mai, je reçus un paquet d'Ervalenta. Lorsque le paquet arriva, j'étais constipé comme d'habitude, et fus obligé de prendre un lavement avant de pouvoir souper. Le soir même on me fit un potage de cette farine; je le trouvai très-bon. Je soupais habituellement avec de la panade ou de la bouillie : l'une et l'autre me faisaient toujours mal, elles digéraient difficilement, et le sommeil était toujours agité. Cette même nuit, je dormis d'un profond sommeil, et la digestion se fit sans douleurs, et à dater du 28 mai, c'est-à-dire du jour même que j'ai reçu le paquet, je puis dire sans hésitation avec vous : *Plus de constipation : plus de lavements : plus de médecines.*

Les symptômes de ma maladie, outre ceux qui précèdent, étaient : la tête pesante, la bouche et la langue mauvaises, les yeux abattus, l'ouïe pénible, l'estomac chargé, le ventre résistant et douloureux, les côtés durs et pleins, des renvois aigres, la respiration courte, constipation excessive; en un mot, maladie depuis la tête jusqu'aux pieds. Eh bien! Monsieur, de tout cela il ne me reste que le souvenir, à l'exception de la langue, qui demeure mauvaise ; je dois croire pourtant que par la suite elle reprendra son état naturel.

Pour mon souper, je mange tous les soirs à la même heure 80 grammes d'Ervalenta : par suite de cela, je vais à la garde-robe copieusement, sans effort et sans dévoiement. Aussi ai-je le corps léger et la voix bien plus sonore qu'avant l'usage de l'Ervalenta. Eprouvant un changement si extraordinaire et aussi subit, j'ai failli devenir fou de joie.

Je ne mange pas de viande, et je ne bois de vin que coupé d'eau.

Je ferai usage de l'Ervalenta tant que j'aurai la langue chargée, car la langue est l'indicateur dans toutes les maladies.

Pour m'avoir sauvé, au moyen de votre excellente Ervalenta, d'une aussi cruelle maladie, recevez, Monsieur, mes remercîments les plus sincères, et croyez que je suis votre serviteur, avec le plus profond respect,

GARDÈCHE (Nic.-Franç.)

Reims (Marne), rue de Chativelles, n. 32 ; 23 juin 1842.

(*Voir aussi le No* 13.)

N° 10.

CONSTIPATION HABITUELLE.

Monsieur, ayant été témoin de l'heureux résultat obtenu par le moyen de votre farine d'Ervalenta, par l'un de mes confrères, je vous fais la demande d'une boîte de cette même farine, pour une de mes sœurs âgée de 31 ans : depuis six ans, elle est dans un état de constipation presque continuel.

Veuillez, Monsieur, recevoir mes civilités respectueuses.

E. LEDUC, *prêtre.*

Angers, petit Séminaire ; le 22 juill. 1842.

N° 11.

CONSTIPATION HABITUELLE. — *Maux de tête fréquents. — Congestions sanguines à la tête.*

Monsieur, si je n'ai pas répondu à votre dernière lettre du 22 aussitôt sa réception, je n'en ai pas moins songé à vous satisfaire sur la demande que vous m'y faites. Je suis même flatté de pouvoir vous payer ce faible tribut de ma vive reconnaissance.

Je crois donc pouvoir attester que de tous les aliments connus dans le pays, il n'en est aucun qui convienne mieux aux personnes constipées que l'Ervalenta.

Je ne crois pas exagérer en m'exprimant ainsi, puisque, ayant vainement cherché, pendant dix ans, des soulagements à cette infirmité, soit dans les aliments, soit dans la médecine, je n'ai jamais pu obtenir que des satisfactions passagères qui, je crois, ne faisaient qu'empirer mon état. Il n'y a pas encore trois mois que je fais usage de la fécule nommée Ervalenta, et déjà mes garde-robes sont naturelles et presque régulières, sans avoir eu recours, pendant tout ce temps, ni aux lavements ni aux pilules, moyens qui m'étaient devenus nécessaires.

J'étais sujet à de fréquents maux de tête et à des congestions sanguines à cette même partie, et les uns et les autres semblent avoir disparu depuis l'emploi de l'Ervalenta, encore bien que j'aie eu une forte grippe accompagnée de fièvre, au moment de commencer mon traitement.

Je ne saurais donc m'empêcher de témoigner ma gratitude a l'auteur d'une découverte si précieuse, puisque cet aliment est à la fois très-salutaire et très-agréable au goût; seulement il est à regretter qu'il soit fixé à un prix trop élevé pour les tempéraments qui auront besoin d'en faire un usage plus prolongé.

Daignez, Monsieur, agréer l'assurance de la vive reconnaissance avec laquelle j'ai l'honneur d'être, votre très-humble et très-obéissant serviteur,

SERGENT, *prêtre*.

Angers, petit Séminaire, 31 juil. 1842.

N° 12.

GASTRITE DE 40 ANS. — CONSTIPATION HABITUELLE.

Monsieur, plus ont été heureux pour moi les résultats de l'emploi de l'Ervalenta, et plus mon inquiétude est grande de n'en pouvoir continuer l'usage, depuis que j'ai appris par mon journal que des recherches rigoureuses étaient faites pour arrêter la vente de certains remèdes. Veuillez me tirer de l'inquiétude, en me faisant connaître si, après avoir épuisé le second envoi que vous m'en avez fait, je puis espérer de m'en procurer un autre.

Je profite de cette lettre pour vous exprimer toute la reconnaissance que je vous dois pour le succès inespéré de votre premier envoi; car, malade d'une gastrite chronique depuis environ 40 ans, faisant usage de la seringue depuis plus de 20 ans, et n'en obtenant plus rien cet hiver, je ne pouvais espérer les heureux résultats obtenus de votre premier envoi en avril dernier. Ils sont tels que, depuis cette époque, je n'ai plus employé les lavements, et qu'après avoir usé le premier envoi, j'ai pu cesser, sans aucun inconvénient, pendant quatre semaines, l'usage de l'Ervalenta. Je viens d'entamer le second paquet, et je tremble de ne pouvoir renouveler ma provision; j'attendrai votre réponse avec impatience.

De quelque manière que j'aie fait usage de l'Ervalenta, le bénéfice que j'en obtiens m'impose une reconnaissance que je me plais à vous réitérer.

Agréez, Monsieur, l'assurance de la considération distinguée de votre dévoué serviteur,

LEFÈBVRE aîné.

Le Mans, rue Auvrai, n 41; 2 août 1842.

N° 13.

(*Voir le No 9.*)

A M. Warton etc.

Par la raison que j'avais une digestion extrêmement mauvaise et difficile, je me suis habitué à prendre plusieurs choses pour la faciliter, telles que le sucre, ou des objets confectionnés avec du sucre, tels que les bonbons, les pastilles, les sirops, objets qui, soi-disant, doivent tout guérir, mais qui, en définitive, ne guérissent rien; s'ils allègent quelque peu les souffrances provenant des digestions pénibles, c'est au plus tout ce que l'on peut affirmer; mais pour le résultat de mon traitement à l'emploi de l'Ervalenta, il en a été tout autrement, car depuis que j'en fais usage, j'ai perdu l'habitude du sucre; je n'ai plus besoin de rien pour provoquer la digestion; je ne sais plus ce que c'est que de mal digérer, ayant toujours l'estomac léger et le ventre libre. Je suis dispos, mon travail ne me fatigue plus, aussi je suis heureux. C'est a vous, Monsieur, que je suis redevable pour tout ce bonheur. Depuis trois mois que je fais usage de ce précieux aliment, je n'ai ressenti aucun retour de mes maux, ni aucune autre indisposition.

Je suis, Monsieur, avec le plus profond respect, votre dévoué serviteur,

GARDÈCHE (Nic.-Franç.).

Reims, rue de Chativelles, n. 32;
27 août 1842.

N° 14

CONSTIPATION HABITUELLE.

M. Warton. — La première fois que je me présentai chez vous pour prendre de la farine d'Ervalenta, vers les premiers jours de juin dernier, vous me priâtes d'en remarquer les effets, et d'avoir l'obligeance de vous en rendre compte.

Mon épouse, pour qui cette farine était destinée, en fait usage depuis ce moment ; elle s'est trouvée mieux au bout de trois jours de son emploi, et elle a continué depuis ce temps sans interruption toujours au moins une fois par jour; elle en fait ses déjeûners, au lieu de chocolat et de café qu'elle prenait auparavant.

Depuis au moins six ans, elle ne pouvait aller à la garde-robe que par les lavements, et encore, par ce moyen même, presque sans effet, et aujourd'hui et même depuis cette époque (premiers jours de juin), elle va régulièrement tous les jours. Elle est si joyeuse, qu'elle m'a prié de vous dire combien ce potage lui a été favorable.

J'ai reçu hier le paquet que je vous ai demandé, et dont vous avez reçu le montant.

J'ai l'honneur de vous saluer.

DE LASIAURE,
propriétaire.

Paris, rue Rousselet-St-Germain, n. 11; 6 septembre 1842.

N° 15.

(7e cas du n° 26.)

CONSTIPATION HABITUELLE. — *Suppression de transpiration. — Congestion sanguine à la tête. — Fluxion : douleurs de tête insupportables. — Tintouins, avec écoulements d'humeur. — Gastrite, et « d'autres indispositions de tout genre. »*

A M. Warton etc.

Je me fais un vrai plaisir de vous rapporter les bons effets que j'ai déjà éprouvés depuis trois mois de l'usage de l'Ervalenta.

Cette plante, et comme aliment et comme remède, a réellement des qualités précieuses : satisfaisant aux besoins de l'estomac, elle réunit en même temps l'avantage d'être un très-bon stimulant pour aider à l'élaboration des estomacs paresseux, et empêcher par là même les indispositions de tout genre qui résultent d'un état de constipation habituelle. Je sais par expérience depuis 13 ans tout ce que cet état a de funeste pour la santé. A la suite d'une grande irritation de l'estomac, causée par une étude fatigante et peut-être trop assidue, j'éprouvais une indisposition des plus graves, résultat de l'inertie de cet organe qui, ne faisant plus ses fonctions régulièrement, me tint dans un funeste état de constipation habituelle. Une suppression subite de transpiration dans la saison rigoureuse de 1829, vint encore aggraver considérablement ma position déjà critique. Une congestion sanguine qui se porta à la tête, amena une fluxion d'autant plus fâcheuse dans ses conséquences, que, les moyens employés n'ayant pu opérer une prompte dérivation, il en résulta pour moi des douleurs de tête insupportables, et des tintouins avec écoulements d'humeur qui ne me laissaient ni trêve, ni repos. Ces souffrances et ces indispositions se compliquèrent d'une gastrite et d'autres indispositions de tout genre.

Des médecins sages et éclairés que je consultai à la capitale et en province, me donnèrent de très-bons conseils, et en particulier celui de combattre ma constipation habituelle, qui m'était, m'écrivaient-ils, plus nuisible que je ne pensais. Je n'étais pas plus ignorant qu'eux sur ce point, et je ne pensais pas moins qu'eux que la santé dépend des bonnes fonctions de l'estomac et de son état normal. Mais ce que j'ignorais, comme eux, c'était le moyen de faire cesser cette funeste constipation. En effet, tous les moyens qu'ils m'indiquèrent, et ceux que je prenais sur moi d'employer, ne me donnaient qu'un soulagement qui n'était point constant, et qui, par conséquent, n'était point et ne pouvait être curatif. Je dois, Monsieur, à la vérité de reconnaître que dans ma position particulière, je me suis très-bien trouvé de l'emploi de l'Ervalenta, dont je fais usage depuis trois mois. Je ne pourrais vous dire que je suis parfaitement guéri, et entièrement débarrassé de mes incommodités; mais ce qu'il y a de vrai, c'est qu'il y a de l'amélioration dans ma santé, et que j'ai lieu d'espérer qu'avec une constitution naturellement bonne, je pourrai obtenir une guérison complète avec le temps. La mauvaise saison est toujours très-pernicieuse pour ma santé, et par une raison bien simple et facile à concevoir.

Je suis, surtout depuis 13 ans, époque du dérangement de ma santé, très-sensible et très-impressionnable au froid, qui exerce sur moi, particulièrement à la tête, une très-fâcheuse influence. Dès-lors que j'en suis atteint, les pores se resserrent, et il y a chez moi absence de transpiration.

La bonne saison, sous ce rapport, m'a toujours été très-favorable, et c'est pour ce motif que je vous déclarais que je ne pourrais parfaitement juger de la bonté du remède pour moi qu'après l'hiver, temps où j'éprouve surtout les mauvais effets de la constipation.

Je désire, Monsieur, que ce témoignage de ma part puisse vous être agréable. Autant je déteste le charlatanisme avec ses mensonges, autant j'honore une honnête industrie sagement appliquée au bien et aux besoins de l'humanité.

Recevez, Monsieur, l'assurance de ma parfaite considération.

L'ABBÉ DURANTON,
curé d'Armeau.

Armeau, arrondissement de Joigny (Yonne); 19 septembre 1842.

(*Voir aussi le No* 60.)

N° 16.

(2e cas du n. 26.)

DIARRHÉE. — *Rétention d'urine. — Inhabileté de dormir. — Prostration totale des forces.*

Monsieur, je vous dirai avec plaisir que votre Ervalenta a fait sur un jeune homme du pays que j'habite, un bien marqué : il avait été abandonné des médecins, et était dans un état déplorable. Parmi ces maux, peuvent être énumérés : — une diarrhée qui le faisait aller à la garde-robe quatre et cinq fois par jour, une rétention d'urine, l'inhabileté de dormir, et la prostration de ses forces.

Maintenant la diarrhée a disparu, et la rétention d'urine aussi ; — il fait ces deux fonctions comme une personne en pleine santé.

Agréez, Monsieur, les salutations de votre respectueux serviteur,

MALET,
Capitaine en retraite à Héry.

Héry (Yonne), 24 mai 1843.

N° 17.

CONSTIPATION HABITUELLE. — *Digestions lentes et difficiles.—Fréquentes migraines. — Fatigue habituelle de tête. — Etude pénible.*

Monsieur, il y a environ huit mois que je fais usage de votre fécule d'Ervalenta, et je pense que vous serez bien aise d'apprendre le résultat que j'en ai obtenu.

Des digestions lentes et difficiles, de fréquentes migraines, une fatigue habituelle de tête qui me rendait le travail de l'étude fort pénible, mais surtout une constipation opiniâtre qui avait résisté à tous les remèdes et à tous les régimes depuis douze ans ; telles sont, Monsieur, les affections qui m'ont fait recourir à l'Ervalenta, après avoir consulté mon médecin, qui m'a permis d'en essayer. J'avoue que, rebuté par tant d'autres essais inutiles, j'ai fait celui-ci avec peu de confiance ; mais j'ai été agréablement surpris d'en éprouver les bons effets dès le cinquième jour auquel les évacuations naturelles ont pris un coursassez régulier. Encouragé par ce premier succès, j'ai persévéré, et aujourd'hui, sans pouvoir me dire guéri, je dois reconnaître une amélioration sensible dans mon état. Si mon estomac exige encore beaucoup de précautions de ma part, il est vrai aussi que les garde-robes sont devenues presque quotidiennes, sauf les jours où les digestions ont été dérangées.

Les migraines sont plus rares, et l'aptitude au travail a commencé à me revenir, malgré une application trop soutenue qui, je n'en doute point, a dû contrarier beaucoup l'effet de mon traitement.

Je suis donc résolu de le continuer, animé que je suis de l'espoir d'une guérison plus complète. Du moins puis-je attester avec confiance l'efficacité de l'Ervalenta contre la constipation, puisque je n'avais trouvé jusqu'alors aucun aliment laxatif*. C'est pourquoi je n'hésite pas à en conseiller l'usage à toutes les personnes que je sais atteintes de cette incommodité.

En attendant que je puisse vous donner connaissance de nouveaux succès, recevez, Monsieur, l'assurance de ma considération.

L'ABBÉ WARNET,
Directeur au Séminaire du St-Esprit.

A Paris, r. des Postes, 26; 26 juin 1843.

P. S. Je suis tout prêt à confirmer de vive voix le témoignage que je vous donne ici, et vous pouvez m'adresser, à cet effet, les *incrédules* que vous n'aurez pu convaincre.

* Voir la page 37.

N° 18.

CONSTIPATION HABITUELLE. — *Attaques d'apoplexie.—Crampes.—Douleurs de reins. — Evanouissements.*

Monsieur, si ma déclaration peut contribuer a donner de la confiance à l'usage de la farine d'Ervalenta, je m'empresse de vous dire qu'elle a produit sur moi un effet miraculeux; car j'étais atteint depuis l'âge de 50 ans (j'en ai aujourd'hui 71) d'une constipation habituelle qui me tenait quatre, cinq, et six jours sans pouvoir aller a la garde robe. Je n'ai pas besoin de vous dire, Monsieur, les souffrances que j'endurais quand arrivait le moment forcé d'évacuer. J'en ai eu des attaques d'apoplexie qui m'ont tenu des heures entières sans donner signe de vie, ensuite des crampes à me paralyser. des douleurs de reins impossibles à décrire, sans pouvoir marcher ni lever et tourner la tête sans tomber évanoui, ne pouvant me tenir dans aucune position.

C'est principalement depuis 1832 que ces indispositions sont devenues plus intenses, tout en faisant usage de lavements, de médecines, de bains, de pilules. Toutes ces choses ne me donnaient qu'un soulagement momentané: je désespérais vraiment d'obtenir une guérison. Lorsque j'ai vu dans les feuilles d'annonces l'exposition d'un moyen naturel et facile de vaincre la constipation, je l'ai de suite employé, et depuis dix mois que j'en fais usage, je jouis aujourd'hui d'une santé parfaite avec la faculté de tous mes membres.

Je dois dire pourtant, et à l'avantage de la farine de l'Ervalenta, qu'après quatre mois que j'en avais fait usage, me croyant hors de danger, je renonçai à m'en servir; mais à peine cinq semaines étaient-elles écoulées, que toutes les infirmités précédentes vinrent m'accabler. Je dus recourir bien vite à la farine d'Ervalenta, qui, grâce à Dieu, m'a sauvé de nouveau, et depuis quatre mois que j'ai repris l'Ervalenta, je suis entièrement rétabli. Je continuerai de m'en servir comme substance alimentaire, sentant tout le bien qu'elle me fait.

J'avoue, qu'à la reprise, j'ai suivi plus exactement le régime recommandé dans l'instruction, ce que je n'avais pas très-bien observé dans le principe.

C'est donc avec reconnaissance bien méritée que je vous prie d'agréer, Monsieur, mes remercîments sincères, et me croire avec la plus parfaite considération, Monsieur, votre très-humble et très-obligé serviteur,

F. MORIN,
Officier en retraite, chevalier des ordres militaires de Saint-Louis et de la Légion-d'Honneur.

Choisy-le-Roi, le 28 juin 1843.

N° 19.

CONSTIPATION HABITUELLE.

Monsieur, c'est avec le plus grand plaisir que je viens vous informer des bons effets qu'a produits sur ma santé l'emploi de votre Ervalenta et de votre Mélasse Vous savez que j'étais atteint d'une constipation tellement opiniâtre depuis dix ans, que tous les remèdes ne faisaient plus aucun effet. Eh bien! depuis que j'en fais usage tous les jours, je m'en trouve très bien, et vous remercie de vos bons avis.

Recevez, Monsieur, mes salutations empressées. L. ROBETTE,
marchand brasseur.

Boussu près Mons (Belgique); le 28 juin 1843.

N° 20.

CONSTIPATION HABITUELLE. — *Maux de tête et d'estomac insupportables. — Insomnie totale pendant près de 35 ans. — Les membres continuellement brûlants. — Souffrances internes et continuelles. — Eblouissements.*

Monsieur, une constipation qui depuis plus de douze années avait résisté à tous les genres de traitement; des maux de tête et d'estomac insupportables, joints à une insomnie qui ne m'a point permis de fermer les yeux depuis près de trente-cinq ans (1), les membres continuellement brûlants; enfin, Monsieur, des souffrances internes et continuelles. telle était ma position avant d'avoir fait usage de votre Ervalenta et de votre Mélasse.

Les effets ont été si merveilleux, que de malingre je suis redevenu dispos, et mes amis s'accordent à dire aujourd'hui. qu'ils ne m'ont jamais vu si bien portant.

Toutes les personnes de ma connaissance qui font encore usage, comme

(1) Cette inhabileté perpétuelle de dormir était occasionnée par une catastrophe, lorsque l'auteur de cette lettre était dans l'armée de Napoléon.

moi, de votre Ervalenta, et qui ont employé la Mélasse, s'en trouvent parfaitement bien, et en continueront l'emploi, même en santé, comme (produisant) un des effets les plus salutaires qu'ils ont éprouvés. Tous se félicitent de votre heureuse découverte.

Grâce donc à votre Ervalenta, Monsieur, et malgré mes 66 ans, j'espère prolonger une existence qui, de pénible et de souffrante qu'elle était, est maintenant très-supportable ; car les maux de tête, les éblouissements, les souffrances internes, et presque l'insomnie, ont depuis longtemps disparu ; mais malgré ces heureux résultats, je n'en continuerai pas moins l'usage de votre Ervalenta, comme étant le gage le plus assuré pour ne point tomber dans une rechute.

Agréez, avec l'expression de ma vive reconnaissance, l'assurance de la haute considération de votre très-humble serviteur,

GENTIL, *propriétaire.*

Quai du Roi, chemin de halage, n. 12, à Orléans, 28 juin 1843.

N° 21.

GASTRITE. — CONSTIPATION.

Monsieur, je m'empresse de répondre à votre lettre, et de vous informer, qu'affecté d'une gastrite chronique qui me tourmente depuis plus de dix ans et qui m'occasionne une constipation presque continuelle, j'ai eu recours à l'Ervalenta et à la Mélasse, dont je fais usage depuis dix-huit mois.

Ces aliments, sans me guérir entièrement jusqu'à présent, m'ont donné beaucoup plus de soulagement que tous les autres moyens que j'avais employés précédemment.

J'ai l'honneur d'être, Monsieur, votre très-humble serviteur,

MONTIGNEUL.

Vitry-le-Français (Marne), le 28 juin 1843.

N° 22.

CONSTIPATION HABITUELLE.

Monsieur, depuis plus de 25 ans que je mange et me nourris sans avoir le secours d'une seule dent dans la bouche, j'étais sans cesse dans un état de constipation des plus douloureux, ne pouvant me débarrasser de congestions de trois et souvent 4 jours, qu'avec le secours des pilules écossaises qui me remettaient sans cesse dans le même embarras ; je me suis enfin vu soulagé par votre très-agréable Ervalenta. Dès le 4e jour que j'en ai fait usage, je me suis senti soulagé, et depuis huit à neuf mois que j'en prends tous les matins, je n'ai pas manqué un seul jour d'aller à la garde-robe, sans efforts ni douleurs ; alors même que ma digestion de la veille a été très-pénible par la mastication imparfaite que reçoivent les aliments dont je fais usage.

Parvenu à l'âge de 80 ans, je me suis promis de ne plus changer cet excellent potage, même après parfaite guérison.

Je pense, Monsieur, que dans l'intérêt de l'humanité, vous ne pouvez trop recommander l'usage de cette excellente farine, administrée comme vous le conseillez.

Je suis très-reconnaissant des soins que vous mettez à me la faire parvenir, et vous prie d'agréer l'expression de tous les sentiments de votre dévoué serviteur,

LE CHEV. DE MONTREUIL.

Sagy-sur-Vaux (Seine-et-Oise), le 28 juin 1843.

N° 23.

GASTRITE. — CONSTIPATION HABITUELLE.

Je soussigné, Lez, Achille-Antoine, architecte, déclare que dans le courant de 1839, je fus atteint d'une gastrite ou affection d'estomac, qui, s'étant aggravée de plus en plus, m'obligea, à partir de décembre 1841 (époque où j'éprouvai une violente crise), de suivre un traitement régulier.

Au mois de mars 1842, malgré le traitement et le régime suivi, j'éprouvais toujours une constipation qui avait commencé 18 mois auparavant, et qui était devenue tellement forte, que je ne pouvais me procurer quelques évacuations qu'au moyen de lavements souvent répétés. Les médecines laxatives ne produisaient aucun effet sur moi ; les bains seuls m'apportant un soulagement temporaire le jour où j'en faisais usage.

Dans cet état de choses, j'eus connaissance de la farine de M. Warton, rue Richelieu 68, à Paris, connue sous le nom d'Ervalenta. Je lui en demandai, et je certifie en avoir fait usage à la dose journalière de 80 à 150 grammes, partagée entre mes repas.

Deux jours après avoir commencé ce nouveau traitement, et sans avoir apporté aucune autre modification dans mon régime alimentaire, la constipation cessa, et, à partir de ce moment, j'eus des évacuations régulières toutes les 24 heures, en continuant de prendre de l'Ervalenta, qui eut pour résultat, indépendamment du précédent, de rendre mes digestions plus faciles, de faire disparaître entièrement le gonflement que j'éprouvais, et de faciliter la fuite du gaz par le bas.

Je ne puis donc qu'attribuer à l'Ervalenta de M. Warton le soulagement que j'éprouvai. J'employai cette farine en potage au bouillon gras ou maigre, et en gâteau. J'ai consommé trois paquets d'Ervalenta de chacun 4 kilog., mélangés avec une pareille quantité de bouillon ; je m'habituai promptement à cet aliment, qui me parut au bout de quelque temps tellement agréable, que j'en mangeai sans besoin et préférablement aux autres potages. Après son ingestion, je n'ai jamais éprouvé de malaise extraordinaire; il digérait parfaitement, et je n'ai pas remarqué en moi de trouble dans mes fonctions, qui pût me faire soupçonner que l'Ervalenta était autre chose qu'une farine alimentaire rafraîchissante et très-légèrement laxative.

Je n'ai pas fait usage de Mélasse de la Cochinchine (Mélasse-Warton), que M. Warton n'avait pas encore annoncée, mais seulement de l'Ervalenta, qui me fit tant de bien, que je lui écrivis pour l'en remercier.

Aujourd'hui mes fonctions naturelles se font bien; depuis environ un an je ne prends plus d'Ervalenta, j'apporte seulement un peu de choix dans mes aliments, et ma santé s'est beaucoup améliorée.

Je désire beaucoup, dans l'intérêt de l'humanité, voir propager l'Ervalenta de M. Warton, persuadé qu'elle est appelée par ses propriétés à contribuer puissamment à l'amélioration de santé d'une multitude de personnes.

En foi de quoi, j'ai délivré le présent certificat à M. Warton, pour lui servir et valoir au besoin.

A Lorrez-le-Bocage, le 29 juin 1845.

Signé, LEZ FILS,

précédemment à Fontainebleau.

N° 24.

(Quatre cas différents.)

1er CAS. — *Gastrite* (voir le n. 32). — *Constipation habituelle. — Mauvaises digestions. — Douleurs de l'estomac. — Amaigrissement effrayant. — Flatuosité extrême. — Coliques terribles. — Bourdonnements dans les oreilles. — Crachement presque continuel. — Douleurs dans une cuisse et au genou.*

2e CAS. — *Gastrite pendant vingt ans.*

3e CAS. — *Gastrite pendant cinq ans.*

4e CAS. — *Constipation intense habituelle.*

M. Warton, etc.

Votre honorée du 27 courant vient de me parvenir, et n'étant pas sûr si c'est pour le 1er ou pour le 4 juillet (*le chiffre n'est pas lisible*), que vous êtes assigné, je m'empresse de vous répondre : puisse mon témoignage vous être favorable. Personne n'est plus que vous utile à l'humanité.

La raison, Monsieur, qui m'a fait faire l'heureuse découverte de l'Ervalenta pour mon fils, la voici : A partir de Pâques 1842, ce jeune homme, alors âgé d'environ vingt-un ans, qui n'avait jamais fait d'excès, même je pourrais dire, le moindre extrà dans aucun genre, s'étant toujours très bien porté et ayant bon appétit, commença à ressentir de mauvaises digestions, et, jusqu'au commencement de septembre, le mal peu à peu s'aggrava, et à partir de cette époque les progrès de la maladie ont été plus rapides : la constipation a commencé, et les douleurs d'estomac se sont fait sentir, et l'amaigrissement s'est manifesté d'une manière effrayante. Alors, d'après l'avis des médecins, on appliqua les sangsues au creux de l'estomac, on fit usage de cataplasmes et d'onguent stibié, et le malade observa scrupuleusement le régime qui lui fut prescrit, et il ne fit plus usage que des aliments réputés les plus légers et les plus convenables: toutes ces précautions, sauf cependant quelques intervalles où le malade s'est trouvé mieux et a repris un peu d'embonpoint, sans cependant que dans ce temps la constipation ait cessé ; toutes ces précautions, dis-je, ne l'ont pas empêché de tomber dans l'état le plus déplorable. Au commencement d'avril, la constipation redoubla, les lavements furent presque sans effet, les maux d'estomac furent plus violents, une infinité de vents qu'il rendait, tantôt par la bouche et tantôt par les voies basses, et qu'il ne pouvait quelquefois rendre, l'ont fait cruellement souffrir : il faut ajouter à cela des douleurs depuis l'estomac jusqu'à la gorge, des coliques quelquefois terribles, des bourdonnements dans les oreilles, un crachement presque continuel, une douleur dans une cuisse, pour laquelle nous avons fait pendant longtemps des frictions, et une douleur au genou. Alors je consultai pour la seconde fois M le docteur Delarocque de Rouen, qui heureusement, comme on peut le voir par son ordonnance, prescrivit l'usage de l'Ervalenta. Les effets de cette farine, dès le début, furent merveilleux : plus de mauvaises digestions ; au bout de deux à trois jours la constipation cessa, et le malade cessa entièrement de faire usage de lavements, l'appétit fut croissant d'une manière rapide ; et, après avoir fait avec les meilleurs succès, pendant quelque temps, son dîner avec des légumes verts (*matin et soir il mangeait l'Ervalenta au lait*), il se risqua à dîner avec de la viande : il mangea pendant quelque temps du bœuf bouilli, et ceci pendant plusieurs semaines ; il reprenait alors de l'embonpoint d'une manière étonnante. Ceci l'enhardit un peu trop ; je lui observai plusieurs fois qu'il dînait trop copieusement, il mangeait trop de graisse, je lui en faisais aussi quelquefois l'observation, il mêlait aussi peut-être un peu trop de vin dans son eau, mangeait un peu trop de pain, c'était du pain de seigle ; il croyait qu'il n'y avait pas de danger à en manger un bon morceau. Alors la constipation se manifesta peu à peu, les mauvaises digestions s'ensuivirent, et bientôt il reperdit l'embonpoint qu'il avait repris par l'usage de l'Ervalenta, et éprouva les souffrances qu'il avait eues à diverses autres époques. Il a fallu en revenir à se nourrir uniquement d'Ervalenta, et encore en très-petite quantité ; à cette farine il joint un peu de la Mélasse que vous m'avez envoyée il y a quelques jours : ce régime déjà lui a été aussi favorable qu'on puisse l'attendre ; il ne souffre plus, la constipation a cessé, plusieurs fois il a dîné avec un peu de potage gras qui lui passe bien, et il a commencé à augmenter la dose d'Ervalenta. Enfin, mon cher M. Warton, je vous bénis à chaque instant d'avoir procuré à mon fils un si grand soulagement : si, comme je l'espère, je peux le sauver, je vous devrai sa vie.

Si vous sauvez la vie de mon fils, Monsieur, ce ne sera pas le seul bien que vous aurez fait dans notre pays. Mon frère Louis Foucault, domicilié ici, duquel je vous ai déjà parlé, quoique loin d'avoir été réduit ainsi que l'a été mon fils, a cependant beaucoup souffert d'une gastrite de laquelle il se ressent depuis vingt ans. L'Ervalenta dont il a fait usage après avoir vu l'ordonnance du 11 avril de M. Delarocque, a fait miracle chez lui, il est aussi bien portant qu'on puisse le désirer.

Une autre personne, une malheureuse fille nommée Marie Mesnil, de Saint-Claire de Halouze, arrondissement de Domfront, que depuis cinq ans une gastrite forçait de garder le lit presque continuellement, et qui d'après mes conseils a fait aussi usage de l'Ervalenta, a été dans très-peu de temps étonnamment soulagée.

Une autre personne encore de notre endroit, nommée Nicolas Dugué, rue d'Argentan, malade depuis un grand nombre d'années, qui a eu connaissance du grand bien que l'Ervalenta a fait à mon fils, a voulu aussi en essayer. Cet homme, constipé au suprême degré, qui, malgré des lavements, souvent réitérés, était depuis huit jours sans pouvoir aller à la garde-robe, y a été après avoir fait usage de l'Ervalenta une fois seulement. Il mange de cette farine deux fois par jour : il s'en trouve très-bien et se passe entièrement de lavements.

J'ai l'honneur d'être, Monsieur, avec respect et reconnaissance, votre très-humble serviteur,

FOUCAULT-DESNOS.

Flers (Orne), 29 juin 1843.

(*Voir aussi le N° 32.*)

N° 25.

CONSTIPATION HABITUELLE.

Monsieur, pour rendre hommage à la vérité, je déclare bien volontiers que j'ai fait usage de l'Ervalenta contre la constipation, dont je suis affecté depuis plus de vingt ans, et que j'en fais encore usage ; que cette farine est agréable au goût, d'une facile digestion, et qu'elle apporte du soulagement à mon indisposition : je ne crois cependant pas qu'elle puisse la guérir complétement, ce qui peut être vient de ce que je ne puis m'astreindre au régime que vous indiquez.

J'ai l'honneur d'être votre dévoué serviteur,

ZEVORT père, *avocat.*

Bourges (Cher), 29 juin 1843.

N° 26.

(Sept cas différents.)

1er CAS. — CONSTIPATION HABITUELLE. — *Douleurs dans les intestins.*

2e CAS (n. 16). — RÉTENTION D'URINE. — *Toux avec crachats*; (etc. voir le n. 16.)
3e, 4e ET 5e CAS. — *Constipation ?*
6e CAS. — *Gastrite. — Digestion pénible.*
7e CAS (n. 15). — *Gastrite;* (etc. voir le n. 15.)

Monsieur, je réponds à votre lettre par laquelle vous me demandez de vous faire connaître le résultat qu'a pu obtenir la farine que vous appelez Ervalenta; le voici :

J'étais atteint d'une constipation, et je n'allais à la garde-robe que tous les 8 à 10 jours; j'éprouvais souvent des coliques et un malaise qui, sans être malade, me tenait dans l'inquiétude de l'avenir : depuis que je fais usage de votre farine, je vais régulièrement tous les jours, et j'éprouve un bien-être marqué : voila pour moi.

Le sieur Gamard, boulanger de ma commune, a son fils que l'on désespérait de conserver; depuis qu'il fait usage de votre farine, il est beaucoup mieux, sa rétention d'urine a disparu complètement : il avait une toux qui lui faisait rendre des crachats considérables et l'empêchait de reposer la nuit; maintenant il repose parfaitement bien, il tousse et crache beaucoup moins, et l'on espère, en continuant l'usage de votre farine, le voir se rétablir. (*Voir aussi le n. 16*)

Madame Fino, Mademoiselle Léger, M. Bernard, riche propriétaire; ces trois personnes, chacune dans leur position, ne font que se louer du bien que leur a procuré votre farine.

M. Fabier, curé d'Hery, atteint d'une gastrite, ne pouvait manger des crudités; depuis qu'il se sert de votre farine, il mange de tout, sa digestion se fait très-facilement, et il n'éprouve plus aucune douleur.

M. Fabier, notre curé, m'a autorisé, sur sa responsabilité, de vous faire part, que M. Duranton, curé à Armeau, attaqué d'une gastrite, se trouve beaucoup mieux depuis qu'il fait usage de votre farine. (*Voir aussi le n. 15.*)

Enfin, c'est unanime; tous ceux qui en font usage, n'en disent que du bien; pas un seul n'en dit du mal.

Si vous croyez que ma lettre puisse vous être favorable, j'en certifie le contenu, parce qu'il est conforme à la vérité.

Agréez mes salutations respectueuses. MALET,
Capitaine en retraite, chevalier de la Légion-d'Honneur.

Héry (Yonne), 29 juin 1845.

N° 27.

CONSTIPATION HABITUELLE. — *Maux de tête. — Affaiblissement, etc.*

Monsieur, le genre d'affection qui m'a fait recourir à l'Ervalenta, est un état habituel de constipation, qui, depuis longues années, me rend la vie à charge par les fâcheuses conséquences qu'elle traîne à sa suite, tels que maux de tête, affaiblissement, etc.

Quant aux effets qu'a produits sur moi cette fecule, je ne pourrais dire qu'ils soient aussi complets que je le désirerais, car je suis loin encore d'être radicalement guéri; mais ce que je puis dire, c'est que j'ai à me féliciter d'avoir recouru à ce moyen, qui m'a été vivement recommandé par un de mes amis, et que j'ai l'espérance, en continuant à y recourir, d'être delivré enfin et pour jamais de ma triste infirmité. Du reste, je dois ajouter qu'il n'y a point quatre mois encore que j'en ai consommé deux paquets seulement: une troisième demande que je vous ai adressée il n'y a que quelques jours, l'intention bien prononcée où je suis de vous en adresser de nouvelles, les conseils que j'ai donnés a d'autres, et qui ont été suivis, d'essayer cette ressource précieuse, vous doivent être un garant et doivent l'être pour tout le monde, de l'estime que je fais de l'Ervalenta, et du regret que j'éprouverais qu'elle fût proscrite.

Agréez, je vous prie, Monsieur, l'assurance de ma considération la plus distinguée. SEVAUX, *prêtre;*
Pr. Prof. au Petit Sémin. à Mortain.

Mortain (Manche), le 29 juin 1845.

N° 28.

(*2e cas du n. 24.*)

GASTRITE. — CONSTIPATION HABITUELLE. — *Mauvaises digestions. — Abstinence de nourriture souvent indispensable. — Affaiblissement des forces.*

Monsieur, depuis que je fais de l'Ervalenta une partie de ma nourriture, ma santé s'est beaucoup améliorée; depuis environ vingt-deux ans je souffrais presque continuellement (plus ou moins) d'une maladie d'estomac; j'étais depuis plusieurs années réduit à ne faire usage que d'un très-petit nombre d'aliments; il était rare qu'il se passât une semaine sans que je fusse forcé de rester vingt-quatre heures, et même plus longtemps, sans prendre autre chose que quelques verres d'eau sucrée ; la constipation était continuelle, au point que depuis cinq mois, je n'allais plus à la selle qu'en prenant des lavements ; j'étais extrêmement affaibli.

Maintenant, je mange de la viande, des légumes, je fais trois repas par jour, dont deux à l'Ervalenta ; j'ai des évacuations naturelles assez régulièrement; j'ai totalement supprimé les lavements ; enfin, les forces me sont revenues très-sensiblement.

Depuis près de trois mois que je fais usage de l'Ervalenta, ma digestion s'est considérablement améliorée, je trouve cet aliment très-bon ; et quand même je jouirais de la meilleure santé, j'en ferais usage par goût ; mais dans la position où je suis, je serais extrêmement contrarié si je perdais le moyen de m'en procurer.

Ainsi, M. Warton, je pourrai certifier que je n'ai remarqué aucune exagération dans l'éloge que vous en faites dans les instructions que j'ai reçues avec les paquets.

J'ai l'honneur d'être votre très-humble serviteur, L. FOUCAULT.

Flers, le 30 juin 1843.

N° 29.

CONSTIPATION HABITUELLE. — *Débilité effrayante des nerfs et de l'estomac.*

M. Warton, etc.

Bien persuadé que votre Ervalenta n'est qu'un aliment précieux dans bien des cas, et jamais nuisible, je m'empresse de joindre ma voix à celle de ceux qui, comme moi, ont recueilli d'heureux fruits de l'emploi de cette fécule.

Pour ce qui me regarde, Monsieur, je vous dois une vraie reconnaissance ; car, affecté d'une constipation invétérée, qui, ne cédant à aucun régime, à aucune méthode curative, avait fini par réduire mon estomac et mes nerfs à une débilité effrayante, j'ai retrouvé, je me plais à le dire, dans l'usage que je fais de votre fécule, depuis à peu près dix-huit mois, avec quelques petites interruptions, si ce n'est une santé parfaite, vers laquelle je marche cependant tous les jours, du moins une amélioration très-marquée, et surtout une vigueur que je ne connaissais plus.

Les lettres que je vous ai écrites pendant ces dix-huit mois, pour vous demander de nouvelles doses d'Ervalenta, et surtout l'invitation que je vous ai faite d'en faire le plus tôt possible un dépôt à Genève, sont des garants de l'opinion favorable que ma propre expérience m'en a fait concevoir.

Daignez agréer, Monsieur, mes salutations et le témoignage de ma parfaite considération.

L. SORDET, *Conservateur des Archives du Canton de Genève.*

Genève (Suisse), 30 juin 1843.

N° 30.

CONSTIPATION HABITUELLE.

Monsieur, depuis bien longtemps gêné d'une constipation opiniâtre, malgré tous les remèdes que je pouvais employer, je ne l'ai vue céder qu'après avoir fait usage de l'Ervalenta. C'est après cet heureux résultat que je viens vous remercier de me l'avoir procurée ; je suis heureux de vous dire que d'autres personnes que moi, à qui j'en ai procuré, s'en sont trouvées très-bien, et continuent à en faire usage.

Recevez, je vous prie, mes remerciements, et veuillez me croire votre dévoué serviteur,

DELAMARE-BENOIST.

Rouen, le 30 juin 1843.

N° 31.

MALADIE GRAVE.

Monsieur GUERINEAU père, chez M. Deschamps, négociant, rue du Hazard-Richelieu, 8, à Paris.

Mon bon père, ne manquez pas d'apporter deux paquets d'Ervalenta, de chez Warton, rue Richelieu, n° 68. C'est à cette farine que maman doit son rétablissement, *et que nous devrons tous d'être un peu tranquilles* ; ainsi ne manquez pas de faire cette commission : chaque paquet pèse huit livres.

Au plaisir de vous voir, père aimé ; recevez de nous tous mille baisers, et comptez sur l'affection et le dévouement de votre fils.

BONEAU GUERINEAU.

Châtellerault, 30 juin 1843.

N° 32.

(Résumé du n° 24.)

GASTRITE, ETC.

Monsieur, j'ai l'honneur de vous confirmer ma lettre du 29 expiré, par laquelle je vous ai fait de trop longues explications, peut être, au sujet de la position de mon fils, et dont le résumé, de cette lettre, est que la raison pourquoi il fait usage de l'Ervalenta, c'est parce que, attaqué d'une gastrite très-prononcée, cette nourriture lui a été ordonnée par M. le docteur Delarocque de Rouen, son médecin; et que les effets de l'Ervalenta ont opéré une amélioration miraculeuse sur le malade, ainsi que sur d'autres personnes souffrantes qui à l'envi ont voulu faire usage de l'Ervalenta.

J'ai l'honneur d'être, Monsieur, avec tout le respect et la reconnaissance possible, votre tout dévoué.

FOUCAULT DESNOS.

Flers (Orne), 1er juillet 1843.

N° 33.

CONSTIPATION HABITUELLE. — SOUFFRANCE GÉNÉRALE.

Monsieur, il y a longtemps que je voulais vous écrire, pour vous dire combien j'étais heureux d'avoir suivi votre traitement : ma négligence m'a empêché de le faire.

Ainsi que je vous le mandais dans le mois d'octobre dernier, depuis 1827 j'étais sans cesse malade, par suite d'une constipation qui avait résisté à tous les remèdes que les différents médecins m'avaient ordonnés. Depuis cette époque, je prenais tous les jours au moins un lavement, et mon état ne faisait qu'empirer. Enfin, lorsque je vis dans les journaux l'annonce de l'Ervalenta (et j'étais tellement malade à cette époque, que mes parents et mes connaissances m'ont dit depuis que tous m'avaient condamné), je me déterminai à vous prier de m'envoyer un paquet d'Ervalenta et de la Mélasse ; je cessai les lavements, et après un mois, c'est-à-dire le 15 novembre, je commençais à obtenir quelque résultat ; j'ai persévéré, et je persévère toujours, car je me trouve très-bien ; j'ai pris un peu d'embonpoint, j'ai bonne couleur, et je ne suis plus constipé.

Je n'ai pas mangé de pain de froment depuis le mois d'octobre, ni mangé d'autres potages que ceux faits avec l'Ervalenta. Je crois que je serais tout-à-fait guéri, si je pouvais me décider à faire beaucoup d'exercice à pied, mais je vous avoue que je suis très-paresseux.

Je dois vous dire que mon docteur, M. Dieulafoy, d'après l'effet que m'a produit ce régime, l'a ordonné à quelques-uns de ses malades, qui sont venus me trouver pour être bien fixés sur la manière d'agir, et pour savoir si vraiment le remède était bon. Vous ne devez pas douter quelle a été ma réponse, et je puis vous certifier que deux de ces malades, entre autres, se trouvent beaucoup mieux.

Je crois que je continuerai ce régime encore bien longtemps; je n'ose en changer, tant je crains de rechuter.

Veuillez agréer, monsieur, l'expression de mes sentiments distingués.

LE COMTE DE FERRABOUC.

Toulouse, 5, place Lafayette;
1er juillet 1843.

N° 34.

CONSTIPATION HABITUELLE. — *Impossibilité de supporter aucun aliment solide. — Accablement de douleurs dans tous les membres. — Incapabilité de marcher.*

Monsieur, il y a un an, le 10 du mois précédent, que je fais usage de l'Ervalenta ; je me trouvais alors dans la plus fâcheuse situation. La constipation, qui m'a toujours été naturelle, était tellement forte, que depuis plusieurs mois je ne pouvais supporter aucun aliment solide; ma nourriture ne consistait plus que dans quelques bouillies très-liquides, pour éviter les maux d'estomac que j'éprouvais sans cesse en prenant des aliments plus consistants. Ma constipation était telle, que, malgré l'usage fréquent et journalier de lavements et même de médecines laxatives, je ne pouvais obtenir qu'avec beaucoup de peine une ou deux selles par semaine ; en outre, j'étais accablé de douleurs dans tous les membres, au point de ne pouvoir plus faire un pas hors de chez moi; mais au bout de quinze jours d'usage de l'Ervalenta, mes fonctions alvines étaient rétablies dans leur état normal, et mes douleurs avaient presque entièrement disparu ; tellement que depuis dix mois à peu près je jouis de la plus parfaite santé, toutefois en continuant toujours l'usage de l'Ervalenta à la dose de 60 grammes par jour en deux potages.

C'est à ce précieux aliment que je dois l'état satisfaisant dont je jouis maintenant ; à l'égard de quoi, Monsieur, je vous dois, non-seulement de la reconnaissance, mais plus encore, de la gratitude.

Je suis, Monsieur, avec la plus parfaite considération, votre très-humble serviteur, BARBIER,

Officier en retraite.

Rouen, rue de la Seille, n. 1;
1er juillet 1843.

N° 35.

CONSTIPATION HABITUELLE. — *Indigestion.* — *Embarras d'estomac.* — *Insomnie, etc.*

Monsieur, tourmenté depuis plusieurs années de la constipation, ma seule maladie, qui me causait des indigestions, des embarras d'estomac, insomnies, etc., j'en avais parlé à plusieurs médecins. Ces messieurs n'avaient su la combattre que par des lavements et purgatifs dont je n'ai pas souvent eu occasion de me louer, exceptez-en l'Irroé. A mon voyage à Paris, en septembre dernier, je me rendis auprès de vous, et sur le vu de la lettre de M. Gardiol-d'Apt, je ne balançai pas à acheter un paquet de votre Ervalenta. J'en ai fait usage, et m'en suis admirablement bien trouvé. *Ma santé n'a jamais été aussi bonne.* Ma mère et ma belle-mère s'en sont parfaitement bien trouvées.

Aussi ai-je profité de mon parent, M. Nelzon Armand, de Nîmes, pour vous en faire acheter en juin dernier.

Si au lieu d'habiter une très petite ville, j'en habitais une grande, je me ferais un plaisir de parler de votre Ervalenta et vous en demanderais un dépôt, moins dans un but de profit, que dans l'intention d'être utile à mes semblables.

Je vous avais témoigné le peu de confiance que j'avais en votre annonce; j'ai vu le public et moi-même si grossièrement trompé par une foule de remèdes approuvés par les facultés, autorisés par le gouvernement, qu'il ne fallut rien moins qu'une conversation avec vous, Monsieur, pour me décider à essayer de votre Ervalenta, en qui vous m'inspirâtes confiance.

Agréez, Monsieur, mes salutations les plus distinguées.

DELEUZE.

Roquemaure (Gard), 2 juillet 1845.

N° 36.

CONSTIPATION HABITUELLE. — *Maux de tête fréquents.* — *Douleurs presque continuelles dans les jambes.* — *Défaillance.* — *Insomnie.* — *Mauvaise digestion.*

Monsieur, n'ayant pas à douter du plaisir que vous mettez toujours à apprendre de ceux qui font usage de votre Ervalenta les bons effets qu'elle leur procure, je m'empresse de vous en dire aujourd'hui quelques mots. Il me semblait réellement impossible qu'un moyen curatif, et assez puissant pour détruire la constipation invétérée surtout, se trouvât renfermé dans la vertu d'une simple farine. L'expérience a bien servi à me démontrer et prouver le contraire. Je puis donc ne pas craindre de dire que l'usage habituel et journalier des agréables potages composés de cette farine est pour les malheureuses personnes atteintes de la constipation leur unique et véritable *ancre de salut.*

Le jeune homme, Monsieur, pour qui je vous avais demandé précédemment un paquet de ladite farine, avec prière de le joindre à celui que je vous réclamais pour moi même, a déjà obtenu le plus grand soulagement; sa satisfaction et son étonnement sont, je vous l'avoue, à la fois à leur comble, et sa joie est d'autant plus grande, qu'il ne doute plus de voir renaître en lui ce bon état de santé, qu'une affection intestinale lui avait enlevé et qu'il avait pendant si longtemps désespéré de recouvrer; des secours innombrables de l'art lui ayant toujours été vainement administrés.

C'est un de mes meilleurs amis, pour qui je m'intéresse beaucoup. Nous nous voyons fréquemment, et trouvons l'un et l'autre une consolation qui nous est réciproque, surtout quand notre conversation s'étend sur cet admirable moyen de nous voir un jour délivrés de deux maladies semblables et si cruelles. Nous disions encore hier, et de gaîté de cœur, je vous l'assure: Nous serons donc enfin rendus à la vie.

Pour mon compte, mon cher Monsieur, après plus de vingt ans de souffrances de la constipation la plus acharnée, las d'avoir employé inefficacement mille remèdes, contraint de céder à mon infortune, je m'étais résigné à la patience, suppliant toutefois l'Eternel de hâter mon heure fatale et mettre ainsi un terme à cette inexorable constipation, source naturelle de tant d'autres maux dont je me voyais accablé.

Actuellement, Monsieur, depuis que j'ai connu cette excellente substance farineuse et alimentaire, portant le titre d'*Ervalenta*, qu'une main toute divine a sans doute mise entre les vôtres, pour le bien de l'humanité souffrante; depuis, dis je, que j'ai le bonheur de savourer les agréables potages, je suis forcé de reconnaître que de tous les moyens employés jusqu'ici pour combattre et vaincre une maladie telle que celle de la constipation, la seule et unique ressource curative ressort des propriétés bienfaisantes et salutaires renfermées dans ladite farine.

Dans le temps, Monsieur, j'avais eu l'honneur de vous donner connaissance des diverses incommodités dont je me trouvais atteint ; je vous citais d'abord les maux de tête fréquents dont j'avais à souffrir, les douleurs presque continuelles que j'éprouvais dans les jambes ; les pulsations auxquelles j'étais en butte, surtout à l'issue de mes repas ; les défaillances, les insomnies, effets funestes des mauvaises digestions qui ne m'étaient malheureusement que trop ordinaires ; tous ces divers fléaux de mon existence, fomentés pendant si longtemps par cette maladie mère (la Constipation) qui régnait d'une manière irrésistible autour de ma machine et sur un de ses points les plus délicats, ont peu à peu diminué de leur intensité, et ont fini par disparaître presqu'en totalité.

Veuillez recevoir, mon cher Monsieur, l'expression des sentiments de ma plus vive reconnaissance et de la considération la plus distinguée avec laquelle j'ai l'honneur d'être,

Votre très humble serviteur,

F. GARDIOL.

Bonnieux (Vaucluse), 3 juillet 1845.

N° 37.

1er cas. — *Maladie grave.*
2e cas. — *Dépérissement horrible.*

Monsieur, je viens aujourd'hui m'acquitter envers vous d'une dette bien sacrée, celle de la reconnaissance, et je ne sais trop comment m'y prendre pour vous l'exprimer.

En effet, Monsieur, quelles sont les paroles qui peuvent suffire pour vous remercier du service que vous m'avez rendu ? Il n'en est pas, et tout ce que je pourrais vous dire resterait au-dessous de ce que mon cœur vous voue de gratitude.

Abandonné et condamné par tous les médecins qui m'environnent, je me porte aujourd'hui à merveille. Je dois ma guerison à votre Ervalenta, et cette guérison est, selon l'expression du docteur Sicot un miracle.

Je vous dois donc la vie, et comme rien au monde ne peut être mis en parallèle, je suis dans l'impossibilité de récompenser un tel service autrement qu'en vous priant, Monsieur, d'être bien persuadé que pendant tout le temps que je conserverai encore cette vie que je tiens de vous, je la consacrerai à faire des vœux pour votre parfait bonheur et à propager, autant qu'il sera en mon pouvoir, l'usage de l'Ervalenta.

Je vous apprendrai avec plaisir que M. le docteur Sicot, qui était aussi malade, et dans un état de dépérissement horrible, s'est également guéri avec l'Ervalenta, et c'est d'après mes conseils. Comme vous le voyez, le malade a guéri le médecin.

Veuillez, je vous prie, Monsieur, recevoir mille et mille actions de grâces de ma part et disposer de moi en toute occasion. Je serai très heureux que vous me mettiez à même de vous prouver toute ma reconnaissance.

C'est dans ces sentiments que j'ai l'honneur d'être, Monsieur, votre très-humble serviteur,

E. AUBERT.

Bretteville-l'Orgueilleuse, près de Caen (Calvados) : 4 juillet 1845.

N° 38.

Monsieur, madame la Supérieure me charge de vous dire, combien elle a été satisfaite des bons effets qu'a produits l'Ervalenta. La personne qui en a fait usage se trouve beaucoup mieux portante depuis qu'elle a suivi *exactement* le régime indiqué dans votre avis. Elle vous en fait ses remercîments, et vous prie de lui envoyer un nouveau paquet de votre excellente Ervalenta, le plus tôt possible.

Madame la Supérieure se fera un plaisir, Monsieur, de faire connaître ce remède, si bon, aux personnes de sa connaissance ; croyant par là rendre un vrai service aux personnes dont la santé est débile.

J'ai l'honneur d'être, avec une parfaite considération, Monsieur, votre très-humble servante.

Signé L. LIOTARD.
Religieuse du Sacré-Cœur.

Couvent à Autun (Saône-et-Loire), 18 juillet 1845.

N° 39.

L'Ervalenta que vous m'avez expédié à Larajasse a eu les plus heureux résultats. Madame Sainte-Ursule, religieuse au couvent de Saint-Joseph, à Saint-Sauveur (Loire), vous prie de lui

en expédier un paquet de 4 kilogram.
Votre serviteur bien humble,

ROUX, *curé.*

Saint-Sauveur (Loire), le 23 sept. 1843.

Le conducteur de la diligence vous remettra le prix que je lui ai avancé.

Attestations nouvelles.

N° 40.

M. Warton. — Le paquet d'Ervalenta que j'ai reçu le 6 mai, ayant produit un salutaire effet chez la personne pour qui je l'avais demandé, je viens de nouveau vous prier d'avoir l'obligeance de m'envoyer, le plus promptement possible : 1° un paquet d'Ervalenta ; 2° une bouteille de Mélasse.

Signé, XUTTAT.

Délémont (Suisse), 13 juin 1843.

N° 41.

Constipation habituelle.

M. Warton. — Ayant eu l'honneur, le 1er juin dernier, de vous faire la demande d'une boîte de votre farine d'Ervalenta pour mon épouse, âgée de 40 ans, qui avait depuis longtemps une constipation habituelle ; l'heureux résultat qu'elle a obtenu par le moyen de votre farine, m'engage à lui en faire continuer l'emploi. Je vous prie donc de m'envoyer une seconde boîte d'Ervalenta.

Signé, RENARD, *propriétaire.*

St-Aubin-des-Grois (Orne), le 3 août 1843.

N° 42.

Constipation excessive. — Lassitude complète. — Coliques nerveuses. — Inflammation des intestins. — Maux d'estomac.

M. Warton. — La personne en faveur de laquelle je vous ai écrit se trouve fort bien de votre remède ; dès le lendemain qu'elle a commencé à en user, ses déjections alvines sont devenues plus faciles, quoiqu'elles n'eussent lieu auparavant qu'avec difficulté tous les huit ou dix jours, et que sa constipation durât depuis longues années. Le dernier mois surtout, elle s'est trouvée dans un état de gêne inquiétant, lassitude complète, coliques nerveuses, inflammation des intestins, maux d'estomac : tout cela est disparu aujourd'hui, espérons que la suite ne viendra point démentir ces bons effets.

BOUCLY, *curé.*

Champieu, 23 août 1843.

N° 43.

Constipation. — Douleur aux intestins.

M. Warton. — Depuis plus de dix ans, j'étais atteint d'une constipation opiniâtre accompagnée de grandes douleurs aux intestins, et, depuis que je fais usage de l'Ervalenta, ma santé s'est beaucoup améliorée ; j'espère, qu'avec quelque temps encore de persévérance, je parviendrai à ma guérison.

Je vous prie de vouloir m'en faire passer un paquet de 4 kilogr. le plus tôt possible, attendu que je n'en ai plus que pour quelques jours.

Signé, MARTIN GAUTRY, *propriétaire.*

Orléans (Loiret), le 25 janv. 1844.

N° 44.

Chaleurs dans l'estomac. — Maux de tête. — Vue affaiblie. — Constipation opiniâtre. — Mauvaise digestion.

D'après la confiance que m'a donnée votre Traité sur l'Ervalenta, j'en ai fait usage, aussitôt l'arrivée de la boîte que vous m'avez expédiée. Ma fille, dont la santé dépérissait depuis quatre ans, éprouvait des chaleurs dans l'estomac après ses repas, comme si on en raclait l'intérieur, ayant de grands maux de tête, la vue affaiblie au point de ne pouvoir travailler, constipation opiniâtre, etc. Depuis près d'un an, aucune espèce d'aliment ne voulait plus passer, l'estomac les rejetait aussitôt qu'elle les avait pris. — Maintenant qu'elle fait usage de cette fécule, elle digère beaucoup mieux, ce qui augmente sa confiance dans l'Ervalenta. Veuillez donc m'en expédier deux paquets par la voie de la diligence.

Signé, veuve de POUILLIX, née PAVIOL.

Romagne (Meuse), le 30 janv. 1844.

N° 45.

Constipation. — Catarrhe de la vessie.

J'étais constipé depuis vingt mois par l'effet d'une autre maladie, qui est un catarrhe du col de la vessie : ce catarrhe, quelque bénin qu'il soit, me cause des cuissons en urinant, que mon médecin a cherché à combattre par des lavements et toute espèce de rafraîchissants. J'ai pris jusqu'à trois lavements de suite sans aucun effet; la térébenthine de Venise a seule atténué ce catarrhe qui m'ôtait le sommeil, et j'étais obligé de prendre du sirop diacode tous les soirs en me couchant. Voilà l'état où m'a trouvé l'emploi de l'Ervalenta. Le lendemain du jour où j'ai commencé ce traitement, j'ai obtenu une selle la plus parfaite. Au lieu de quelques crotins comme de petites noix que je rendais avec peine tous les trois ou quatre jours, depuis ce moment, j'ai eu sans douleur tous les matins à sept heures une selle parfaite, et tous les jours à sept heures précises j'ai le même bénéfice ; les cuissons que j'éprouvais en urinant sont très-diminuées, et je dis à tous ceux qui veulent l'entendre, que l'Ervalenta me guérira deux maladies à la fois. J'ai pensé que ces détails vous seraient agréables. Je dors sans prendre de narcotique, ce qui est un effet bien appréciable.

Signé, T. DE BOULOT, *Membre de l'Academie des Sciences, Arts, et Belles-Lettres de Besançon, etc.*

Besançon (Doubs), 21 février 1844.

N° 46.

Gastrite.

M. Warton. — J'étais affecté depuis sept ou huit ans de coliques qui m'avaient mis à deux doigts du tombeau : j'en eus une attaque très-forte quand un de mes amis vint me voir ; il me céda un peu d'Ervalenta qui me soulagea tout de suite. On m'en fit venir un paquet ; j'en fis usage pendant un mois, et je fus guéri ; je suis resté trois mois bien portant sans la moindre attaque. J'ai donné à plusieurs malades de coliques l'Ervalenta qui me restait, ma colique m'a repris, et je n'en ai plus pour moi. Veuillez donc m'en envoyer un paquet tout de suite.

Signé, DELOR.

Moissac (Tarn-et-Garonne), le 28 février 1844.

N° 47.

Constipation.

M. Warton. — Au commencement de janvier je vous ai demandé un paquet d'Ervalenta. Je vous prie de vouloir m'en envoyer un autre avec une bouteille de Mélasse. Ma constipation commence à être moins opiniâtre, et j'espère me bien trouver de l'usage de votre Ervalenta.

Signé, COGNET, *curé de Billezois.*

Billezois (Allier), le 4 mars 1844.

(*Voir aussi le N°* 52.)

N° 48.

Digestion difficile.

Édifié sur le mérite de votre Ervalenta par plusieurs guérisons qui se sont opérées autour de moi, je viens, Monsieur, vous prier de vouloir bien m'en envoyer de suite un paquet de 4 kilogrammes, en y joignant une bouteille de votre Mélasse. Je vous serai d'autant plus obligé de ne pas mettre de retard dans cet envoi, qu'il est destiné à continuer le traitement que ma fille a commencé, d'après la cession qui lui a été faite d'une partie de votre Ervalenta ; mais, comme cette quantité est minime, je craindrais, si vous tardiez à satisfaire à ma demande, les inconvénients qui pourraient résulter de l'interruption de ce traitement, et je le regretterais d'autant plus que, bien que ma fille n'ait commencé que depuis peu de jours à se soigner d'après vos instructions, elle me semble déjà éprouver du mieux, et son estomac si malade digère plus facilement.

Agréez, Monsieur, l'assurance de ma considération distinguée.

B. GACHINARD, *négociant.*

Rochefort (Charente-Inférieure), le 16 mars 1844.

(*Voir aussi le No* 53.)

N° 49.

M. Warton. — Ayant employé les 4 kilog. d'Ervalenta, et commençant à en éprouver quelques bons effets, je vous prie de m'en envoyer 8 kilog., et d'y joindre la quantité de mélasse suffisante pour l'emploi de ces 8 kilog. et pour en activer les bons effets.

Agréez, etc.

LE COMTE DE BONNERIE-POGNIAT.

Château d'Aubiat, près Aigueperse (Rhône) ; le 27 mars 1844.

N° 50.

Constipation.

M. Warton. — Comme mon médecin et moi nous avons reconnu que l'usage de l'Ervalenta était d'une efficacité incontestable, ce docteur vient de me prier de lui en faire venir le plus tôt possible pour une de ses malades, une caisse de 4 kilog. et une bouteille de Mélasse.

Je ne saurais, Monsieur, trouver d'expressions assez fortes pour vous témoigner toute ma reconnaissance pour le bonheur que j'éprouve d'être en bon chemin de guérison, puisque je puis obtenir une évacuation tous les jours sans trop de difficultés et sans lavements. *Signé*, PETIT.

Bonsecours (Nord), le 27 mars 1844.

N° 51.

Échauffement de l'estomac. — Mauvaise Digestion.

M. Warton. — J'ai fait usage d'Ervalenta pendant cinq mois; je m'en suis très-bien trouvé. Voila trois semaines que je n'en prends plus, et le mal se renouvelle un peu. Depuis six ans, j'avais un échauffement dans l'estomac, et, depuis deux ans, la digestion ne se faisait point; elle s'est bien faite tant que j'ai fait usage de potages à l'Ervalenta. Je vous prie de m'envoyer trois paquets de cette fécule.

Signé, JARRY.

Asnières-les-Bourges (Cher),
le 13 avril 1844.

N° 52.

Constipation : (Voir le N° 47.)

M. Warton. — Je vous écris de nouveau pour vous prier de vouloir bien encore m'expédier un paquet d'Ervalenta par les messageries royales. Je vous le payerai en remboursement. J'ai déjà éprouvé un petit soulagement de l'usage de votre fécule; j'espere que la continuation encore quelque temps me fera ressentir un plus grand résultat.

Signé, COGNET, *curé*.

Billezois (Allier), le 17 avril 1844.

N° 53.

Digestion difficile : (Voir le N° 48.)

Je viens vous prier, Monsieur, de vouloir bien m'expédier par la diligence 4 kilogr. d'Ervalenta.

Le traitement que ma fille a commencé, suivant vos prescriptions continue à produire les plus heureux résultats.

Agréez, Monsieur, l'assurance de ma considération la plus distinguée.

B. GACHINARD, *négociant*.

Rochefort (Charente-Inférieure),
le 23 avril 1844.

N° 54.

M. Warton. — Veuillez m'envoyer deux paquets d'Ervalenta et un exemplaire de votre Traité.

Je fais usage de votre Ervalenta depuis six semaines, et j'en ai déjà éprouvé d'heureux effets. J'en ai cédé à quelques personnes qui s'en sont bien trouvées.

Signé COUREL, *notaire*.

Lisieux (Calvados), 25 avril 1844.

N° 55.

Estomac délabré.

M. Warton. — Je viens d'entendre vanter les heureux effets de l'Ervalenta par une personne qui déclare lui devoir la santé. Tout ce que l'on m'en a dit me persuade que cette substance peut produire de bons résultats sur mon estomac tout délabré, et je vous prie de m'en expédier *de suite* deux paquets de chacun 4 kilog. par les messageries.

Signé, D. HERVIEU, *curé de Fervacques*.

Fervacques (Calvados), le 8 août 1844.

(*Voir aussi le No* 67.)

N° 56.

Constipation habituelle. — Douleurs intérieures.

M. Warton. — J'ai fait venir de chez vous un paquet d'Ervalenta et une bouteille de Mélasse. Il y a aujourd'hui un mois que je prends deux fois par jour des potages d'Ervalenta au lait avec de la Melasse, en suivant le régime que vous recommandez dans votre brochure.

Voici les résultats que j'ai obtenus:

J'étais depuis neuf ans tourmenté d'une constipation habituelle, et obligé de prendre des lavements tous les jours : j'avais, en outre, des douleurs au duodenum et dans la région du cœur, et parfois de grandes faiblesses dans les jambes.

La constipation a disparu dès le premier jour d'usage de l'Ervalenta, et, depuis, je n'ai manqué qu'un seul jour d'aller à la selle. Les douleurs au duodenum ont presque disparu ; celles de la région du cœur reviennent parfois ; et les douleurs dans les jambes me reprennent encore assez souvent. Le résultat est déjà bon, comme vous voyez.

Ayant l'intention de faire pendant longtemps usage d'Ervalenta, et étant sujet à changer de résidence, je désirerais savoir quelles sont les villes où vous avez des dépôts.

Signé, L. de M...., *officier au 8ᵉ de ligne.*

Sumène (Gard), le 13 août 1844.

N° 57.

CONVALESCENCE.

M. Warton. — Vers les derniers jours du mois d'octobre, j'entrais en convalescence après un mois de grandes souffrances occasionnées par une *hépatite-gastro entérite*, lorsque je connus l'Ervalenta.

A cette époque je devais, selon l'avis des médecins qui me traitaient (et qui jouissent d'une réputation justement méritée), je devais, dis je, me borner à prendre une décoction de lichen, des breuvages rafraîchissants, et, si mon estomac pouvait le supporter, je pouvais ajouter un léger bouillon de poulet. Je devais attendre que ce traitement et le temps surtout remissent les voies digestives, qui étaient fortement affectées.

Comme tous les malades, je voulais guérir vite. Je voulus essayer votre Ervalenta : sur ma demande, vous m'en avez expédié 4 kilog ; je l'ai presque achevée. Je viens vous prier de m'en faire un nouvel envoi, à lettre vue, par la voie des messageries.

Je ne veux point terminer ma lettre sans vous déclarer sincèrement que l'usage de votre fécule a été efficace. Je m'en trouve très bien, j'en suis satisfait. J'ai pu en prendre trois fois par jour, et, après quelques jours d'usage, j'ai supporté quelques aliments légers. L'appétit augmente chaque jour avec les forces ; le sommeil est revenu, et les *borborygmes* (gargouillement) ont considérablement diminué. Je commence à sucer de la viande depuis plusieurs jours ; je désire cependant continuer l'usage de votre précieuse fécule.

Signé, AUZAN, *contrôleur de ville.*

Annonay (Ardèche), le 3 sept. 1844.

N° 58.

M. Warton. — Ayant appris l'heureux effet qu'a produit votre *Ervalenta* chez plusieurs personnes de notre pays, je viens vous prier de m'envoyer, le plus tôt qu'il vous sera possible, une boîte de cette poudre dont vous êtes l'inventeur.

Signé, PEPONNET, *prêtre.*

St-Pierre, île d'Oléron (Charente-Inférieure) ; le 28 sept. 1844.

N° 59.

Constipation.

M. Warton. — Me trouvant parfaitement bien depuis que j'emploie l'Ervalenta pour détruire la constipation, j'ai l'honneur de vous prier de vouloir bien m'envoyer un paquet d'Ervalenta de 4 kilog.

Signé, RACZYNSKI, *officier de cavalerie belge.*

Louvain (Belgique), le 3 octobre 1844.

N° 60.

Constipation.

J'ai l'honneur de vous écrire pour vous prier de m'expédier une boîte d'Ervalenta.

L'usage de cette farine m'a toujours été favorable jusqu'à présent, et a répondu à mon attente par son effet assuré contre la constipation.

Signé, DURANTON, *curé.*

Armeau (Yonne), 3 novembre 1844.

(*Voir le No* 15.)

N° 61.

M. Warton. — L'expérience que vient de faire une personne de ma connaissance de votre traitement à *l'Ervalenta*, m'engage à vous adresser la commande de quatre kilog. de cette substance. Veuillez joindre à cet envoi une brochure.

Signé, TRACOL, *professeur.*

Annonay (Ardèche), le 5 nov. 1844.

N° 62.

M. Warton. — Je vous prie de

m'expédier de suite deux paquets d'Ervalenta de 4 kilog. chaque.

Les affections d'intestins sont si communes à Blois, que vous feriez bien d'y avoir un dépôt. Je ne doute pas d'un débit considérable de votre fécule, dont je suis jusqu'à présent personnellement satisfait, quoique l'on ne m'en ait procuré qu'un demi kilog. que j'ai mangé avec plaisir.

Signé, CHESNAY, *sous-chef de bureau à la préfecture.*

Blois (Loir-et-Cher), le 12 nov. 1844.

N° 63.

Maladies intestinales, etc.

M. Warton. — Ayant connaissance des résultats satisfaisants obtenus par l'emploi de l'Ervalenta, dans les maladies intestinales, je m'empresse de vous prier de m'en envoyer un paquet.

La digestion, depuis cinq ou six ans, est chez moi très-pénible; j'éprouve, trois heures après mes repas, des éructations accompagnées de chaleur dans l'estomac, se prolongeant jusqu'à l'arrière-bouche; puis un sentiment de pesanteur et de malaise général. Je ne dors pas, ou du moins je repose mal, surtout si je vais me coucher aussitôt après avoir soupé. J'éprouve aussi des maux de tête après avoir mangé.

Je désire que l'Ervalenta produise un résultat aussi avantageux chez moi que celui qu'elle a produit chez un grand nombre de ceux qui en ont fait usage.

Signé, LOUVRIER, *médecin-vétérinaire.*

Sellières (Jura), le 24 nov. 1844.

(*Voir les Nos* 66 *et* 100.)

N° 64.

M. Warton. — Je vous prie de vouloir bien remettre à la direction des messageries deux paquets d'Ervalenta.

Plusieurs personnes de cette ville, qui emploient comme moi votre Ervalenta, et qui s'en trouvent bien, désireraient qu'il y eût ici un dépôt. Cette mesure, qui serait dans l'intérêt de la localité, pourrait aussi, je crois, augmenter ici la consommation de ce produit.

Signé, LACOLLEY, *avocat.*

Amiens (Somme), 5 janvier 1845.

N° 65.

Constipation.

Je vous dirai, Monsieur, que j'ai commencé pour la première fois l'emploi de l'Ervalenta le 5 du mois courant, et que, le 9 j'ai eu une première selle trois heures après le déjeûner, et tous les jours elles se renouvellent à la même heure, ce que je n'avais eu depuis longtemps sans le secours de médicaments.

Signé, BITAUBEC, *officier en retraite.*

Huningue (H.-Rhin), 12 janv. 1845.

N° 66.

Digestion très-pénible, avec ses effets : (voir le no 63.)

M. Warton. — Veuillez, je vous prie, expédier à M. Ferrière, propriétaire à Sellières, par la voie la plus prompte, la même quantité d'Ervalenta que vous m'avez expédiée il y a quelque temps, et dont je ressens les heureux effets.

Signé, LOUVRIER, *médecin-vétérinaire.*

Sellières (Jura), 22 janvier 1845.

(*Voir encore le No* 100.)

N° 67.

Estomac délabré : (voir le n° 55.)

M. Warton. — L'Ervalenta que vous m'avez envoyé a produit d'excellents effets; mais le mal est revenu, et je me propose de renouveler le remède. Veuillez me faire passer par la diligence une portion égale à la première de votre farine.

Signé, HERVIEU, *chapelain de l'Hôtel-Dieu de Falaise.*

Falaise (Calvados), 1er février 1845.

N° 68.

M. Warton. — J'ai l'honneur de vous prier de m'envoyer par les messageries un second paquet d'Ervalenta. L'emploi de cette substance a produit sur moi l'effet que j'en espérais après avoir lu vos instructions.

Signé, PAYART, *officier de marine en retraite.*

St-Martin-au-Laërs (Pas-de-Calais), 12 février 1845.

N° 69.

M. Warton. — Madame la supérieure de l'hôpital général d'Orléans me charge de vous prier de vouloir bien lui expédier, sans retard, un paquet d'Ervalenta de 4 kilogrammes, semblable à celui que vous m'avez adressé dernièrement, et dont l'essai a répondu aux espérances qu'elle en avait conçues.

Recevez, je vous prie, Monsieur, mes très-humbles civilités.

J. VERRIR.

Orléans (Loiret), le 21 février 1845.

N° 70.

M. Warton. — Je vous prie de m'expédier, le plus tôt possible, deux gros paquets de votre excellente Ervalenta, dont je suis toujours très-satisfaite, et dont j'ai constaté de très-bons effets.

Je vous renouvelle l'assurance des sentiments d'estime et de respect dans lesquels j'ai l'honneur d'être, Monsieur, votre très-humble et très-obéissante servante,

Sœur LOYER,
dite SAINTE-CLAIRE,
supérieure de l'hospice civil d'Orbec.

Orbec (Calvados), ce 10 mars 1845.

N° 71.

M. Warton. — Je vous prie de m'envoyer, par la diligence et le plus promptement possible, un paquet d'Ervalenta. J'ai déjà commencé à en prendre ; il ne m'en reste plus que pour six ou huit jours ; et, comme je trouve qu'il me fait du bien, je ne voudrais pas mettre d'interruption.

Signé, DE SAINT-MARTIN,
capitaine au 1er rég. de dragons.

Auch (Gers), le 30 mars 1845.

N° 72.

Faiblesse. — Bourdonnement dans la tête : insomnies.

M. Warton. — Ayant fait usage de votre farine d'Ervalenta, j'en ai éprouvé de bons effets ; aussi je me charge avec plaisir d'en faire venir pour quelques personnes, et la bonne propriété de votre fécule fera répéter ces demandes fréquemment. Je vous prie de m'expédier de suite trois paquets d'Ervalenta de 4 kilogr. chacun, dans trois caisses séparées, payables contre remboursement.

Voici quel était le genre de ma maladie. Il y a environ trois ans, j'eus une fluxion de poitrine, et je manquai de perdre la vie. J'étais épuisé par le mal, les remèdes et les saignées ; depuis ce temps, j'ai toujours été très-faible, éprouvant de plus un bourdonnement dans la tête qui me causait des insomnies presque complètes.

Signé, GUYON.

Prez-en-Pail (Mayenne), 9 avril 1845.

N° 73.

Pesanteurs d'estomac. — Digestion difficile. — Constipation.

M. Warton. — Je m'empresse de satisfaire le désir d'un de mes confrères qui, voyant les heureux résultats qu'a opérés l'Ervalenta sur le rétablissement de mon estomac délabré, m'a prié de vous écrire pour que vous eussiez la bonté de lui envoyer un paquet d'Ervalenta et une bouteille de Mélasse. Je profite de cette occasion pour vous en commander encore un paquet pour moi ; je vais en continuer l'usage encore quelque temps, et, par ce moyen (je l'espère) me guérir entièrement. Je n'éprouve plus de pesanteurs d'estomac, je digère mieux, la constipation est moins forte.

Signé, J.-B. GUICHARD, *curé* (?).

Reventin (Isère), 28 mai 1845.

N° 74.

Constipation. — Mal de tête. — Enflure.

M. Warton. — Je me trouve très-bien de l'Ervalenta ; la constipation n'est plus revenue ; mais il faut prendre encore cette nourriture pour faire passer entièrement une irritation dans les entrailles qui se fait sentir par une palpitation à l'estomac. Un mal de tête que j'avais toutes les nuits est entièrement passé. L'Ervalenta fait passer l'enflure de ma jambe, suite de ma chute. Voilà les détails que j'ai l'honneur de vous donner, Monsieur ; et, en vous présentant mes remercîments et ma reconnaissance sur la précieuse découverte de cette bonne Ervalenta qui procure l'embonpoint et la santé, je suis, avec etc.

(Mlle) GRIVAUD.

Cuisery (Saône-et-Loire), 10 juin 1845.

(*Voir aussi le N° 102.*)

N° 75.

M. Warton. — Depuis le 28 mars dernier, je me suis mis à l'usage de votre Ervalenta, et je m'en suis fort bien trouvé. Ma provision étant bien près d'être épuisée, je vous prie de m'en adresser tout de suite deux autres paquets.

Signé, DELAGE, *juge de paix*.

Villards (Dordogne), 15 juin 1845.

N° 76.

Constipation. — Digestions douloureuses.

M. Warton. — Depuis six semaines que je fais usage de votre Ervalenta, les évacuations alvines ont eu lieu journellement. Les digestions sont moins douloureuses.

Signé, JOLY, *capitaine en retraite*.

Maulay (Côte-d'Or), 6 juillet 1845.

N° 77.

Ayant entendu faire un grand éloge de votre Ervalenta, je désire en faire usage. Je viens donc par la présente vous prier, Monsieur, de me dire, par le retour du courrier, quel moyen je dois employer pour vous faire passer les fonds.

J'ai l'honneur de vous saluer.

LÉOPOLD WEISS.

Vérone (Italie), 16 juillet 1845.

N° 78.

Constipation.

Le paquet d'Ervalenta que vous m'avez envoyé il y a quatre semaines m'a fait un bien sensible. C'est pourquoi je vous prie d'avoir l'obligeance de m'en envoyer un second. Depuis le quatrième jour, je suis allé régulièrement à la garde robe.

Signé. GRETIN, *curé*.

Gellin (Doubs), 21 juillet 1845.

(*Voir aussi le No* 92.)

N° 79.

Constipation. — Crises d'estomac. — Maigreur. — Faiblesse. — Tristesse.

M. Warton. — Lorsqu'il y a environ quinze mois j'eus l'honneur de vous demander pour la première fois l'Ervalenta, dont l'usage a été si favorable à ma femme, elle était dans un état presque désespéré ; l'ignorance des médecins ou l'impuissance de leurs médicaments l'avaient mise à deux doigts du tombeau.

Le seul service pour lequel je doive de la reconnaissance à la faculté est de m'avoir poussé, par son incurie, à employer tous les moyens qui viendraient à ma connaissance pour sortir d'une si affligeante position.

Six jours après que madame Caffo eut commencé l'usage de l'Ervalenta accompagnée de Mélasse et de pruneaux, les selles qui ne pouvaient être obtenues que rarement et avec l'usage réitéré de lavements émollients, revinrent naturellement, les crises d'estomac cessèrent peu à peu de présenter un caractère aussi grave, puis insensiblement ne se firent plus remarquer qu'à de longs intervalles, et l'on peut dire qu'elles sont actuellement entièrement disparues ; à la maigreur succède l'embonpoint, les muscles ont pris de la force, les reins qui pouvaient à peine supporter pendant une demi heure la position verticale, se sont raffermis et permettent à la malade de rester levée toute la journée, ce qu'elle ne pouvait plus faire lorsqu'elle a commencé son traitement par l'Ervalenta. La tristesse presque constante qui l'assiégeait ne se montre plus que rarement ; en un mot, il y a dans sa position un mieux miraculeux qui nous fait espérer, qu'avec de la persévérance, nous obtiendrons une guérison radicale : ce sera à vous que nous la devrons, et je vous en adresse à l'avance mes remerciments bien sincères.

J'ai considéré comme un devoir de vous donner tous les renseignements qui précèdent, pour vous servir au besoin à combattre la mauvaise volonté des médecins, qui, si j'en juge par ceux de la localité sont très éloignés de conseiller votre alimentation comme méthode curative.

Signé. CAFFO,

capitaine-trésorier du 6e escadron du train des parcs d'artillerie.

Saverne (Bas-Rhin), 4 août 1845.

P. S. Veuillez me faire expédier, le plus tôt qu'il se pourra, deux paquets d'Ervalenta, dont le montant est ci joint en un effet à vue.

N° 80.

Constipation.

M. Warton. — J'ai reçu le paquet

d'Ervalenta que vous m'avez adressé dernièrement; j'en ai fait usage et je dois, par respect pour la vérité, vous dire que j'en ai obtenu les plus heureux résultats; une constipation chronique, dont j'étais affligé depuis très-longtemps, a cédé à l'usage de votre poudre. Au bout de cinq jours, les évacuations ont commencé et continuent; étant disposé à continuer, je vous prie de m'en envoyer encore un paquet de 4 kilogrammes par la voie des messageries.

Agréez, Monsieur, l'assurance de ma considération distinguée.

LAUGIER, *receveur principal.*

Sisteron (Basses-Alpes), 9 août 1845.

N° 81.

Constipation. — Faiblesse.

M. Warton. — Le bien que j'ai retiré de l'Ervalenta m'engage à vous faire une troisième demande; si le paquet que vous allez m'envoyer me fait autant de bien que les deux premiers, je ne doute nullement que je serai entièrement guéri de la cruelle maladie qui m'a obsédé depuis vingt-cinq années au moins.

Je vous dirai que, depuis sept ans, je n'avais pu sortir de la ville que j'habite, et, grâce à votre farine, je viens de parcourir trente lieues sans éprouver de fatigue.

Signé, BRAULT.

Poitiers (Vienne), 22 août 1845.
(Rue des Flageolles, 8.)

N° 82.

M. Warton. — Veuillez m'adresser par les messageries un paquet de 4 kilogrammes d'Ervalenta. L'un de mes parents m'en dit à l'instant tant de bien que je ne veux pas tarder un seul jour à vous en faire la demande.

Signé, Édouard GUYOMAR, *propriétaire.*

Guingamp (Côtes-du-Nord), 30 août 1845.

N° 83.

Gastro-entérite occasionnée par l'usage immodéré des purgatifs drastiques. — Maladie urinaire

M. Warton. — L'état déplorable dans lequel j'étais, en commençant l'usage de l'Ervalenta, a dû présenter à cet agent une lutte assez difficile à soutenir; néanmoins, depuis vingt jours, l'amélioration est manifeste, et, si elle continue proportionnellement pendant l'usage du deuxième paquet que je vous prie de m'envoyer, je vous dirai que votre excellente farine aura guéri une gastro-entérite occasionnée par l'usage immodéré des purgatifs drastiques; de plus, l'inflammation intestinale commençant à agir sur l'appareil urinaire, j'ai ressenti de cruelles souffrances sur tous les organes environnants. Mon désespoir égalait l'impuissance des remèdes employés pour me soulager. Aujourd'hui, grâce à la selle quotidienne que me procure sans efforts votre Ervalenta, je vois diminuer les douleurs.

Signé, STOPLER, *trésorier du* 63e.

Verdun (Meuse), 14 septembre 1845.

N° 84.

M. Warton. — Bien qu'il n'y ait que dix huit jours que je fais usage de l'Ervalenta, je me plais à vous annoncer que j'ai déjà éprouvé les bons effets promis par votre Traité. Un médecin de mes amis, auquel j'en avais parlé, et qui m'avait prié de lui prêter le Traité, m'a dit qu'il avait conseillé à deux personnes d'en faire usage.

Signé, RAQUIERS,
directeur de l'entrepôt des charbons des mines de la Grand'-Combe.

Alais (Gard), 17 septembre 1845.

N° 85.

Constipation. — Affection cérébrale.

M. Warton. — Ayez la bonté de m'envoyer un paquet d'Ervalenta. — Je me rendis dernièrement chez vous à Paris pour prendre cette fécule, et aussi votre avis sur ma disposition aux affections cérébrales dont j'ai déjà éprouvé une forte atteinte; mais la crainte que cette fécule ne me fût contraire comme les autres farines qui épaississent le sang, et votre retenue à cet égard m'intimidèrent. Cette crainte vient d'être écartée par mon docteur qui en fait prendre à ses malades. Je serais charmé, Monsieur, de pouvoir contribuer à un suffrage dont mon état de santé et mon âge doubleraient le prix de gloire que vous mérite cette précieuse découverte.

Agréez, etc.

Baron DU PLESSIS.

Rennes (Ille-et-Vilaine), 18 sept. 1845.

N° 86.

Constipation opiniâtre et invétérée.

M. Warton. — Une attestation de plus n'ajoutera rien à vos convictions sur les merveilleux effets de l'Ervalenta, mais c'est un besoin pour une personne qui vous doit la santé, de venir vous en témoigner sa reconnaissance. Ma sœur, jeune fille de 21 ans, souffrait depuis plus de six ans d'une constipation très opiniâtre ; elle a fait usage d'un paquet d'Ervalenta ; elle est presque guérie, et c'est avec pleine confiance de l'être bientôt totalement qu'elle vous prie de lui en envoyer un second.

Nous venons même de décider mon père à faire usage de cette bienfaisante farine. Il a 60 ans ; sa santé, affaiblie par d'anciennes privations et les fatigues de quinze années de guerre, est devenue très-délicate, sa digestion souvent pénible, son tempérament très-glaireux ; et, si cette nourriture peut amener chez lui d'aussi heureux résultats que chez ma sœur, aucune parole, Monsieur, ne pourra jamais exprimer notre reconnaissance.

Signé, Eugène B.

(?) Dijon (Côte-d'Or).

P. S. Le médecin de ma sœur, la revoyant au bout de trois mois, a tout d'abord été frappé du changement qui s'était opéré sur sa figure même : elle lui en a donné l'explication, lui a remis vos deux petites brochures, et probablement il aura plus d'une fois l'occasion de conseiller l'Ervalenta.

N° 87.

M. Warton. — Je vous prie d'envoyer deux paquets d'Ervalenta et deux bouteilles de Mélasse.

J'ai presque consommé un de vos paquets d'Ervalenta, j'en éprouve un mieux sensible.

Signé, MACÉ, *vicaire*.

St-Véran (Côtes-du-Nord).

N° 88.

Constipation.

M. Warton. — Mon fils, étudiant en médecine à Paris, a eu occasion de vous demander déjà deux fois de l'Ervalenta pour son oncle, M. de La Grange : il est en ce moment absent de Paris, et M. de La Grange me charge de vous prier de lui expédier une boîte d'Ervalenta et de vous communiquer l'observation suivante.

La constipation a cessé en ce sens, qu'avant l'Ervalenta plusieurs jours s'écoulaient sans selle ; aujourd'hui l'évacuation a lieu régulièrement toutes les vingt-quatre heures. L'âge de M. de La Grange est de 70 ans ; il se trouve bien du régime qu'il suit, et il est dans l'intention de le continuer.

Signé, SOQUILLON.

Rochechouart (Haute-Vienne).

N° 89.

M. Warton. — Sur les bons témoignages rendus par beaucoup de médecins à votre fécule Ervalenta, je vous prie de m'en expédier deux paquets.

Signé, JACQUES,
docteur en médecine.

Sirod (Jura), 17 janvier 1846.

N° 90.

M. Warton. — Les heureux effets que je commence à obtenir de l'usage de l'Ervalenta, me portent à vous prier de vouloir bien me faire un nouvel envoi de 4 kilog. de cette farine.

Signé, A. BERNADOU, *inspecteur des écoles primaires*.

Niort (Deux-Sèvres), 5 février 1846.

N° 91.

M. Warton. — Ayant fait usage du paquet d'Ervalenta que vous m'avez envoyé, et m'en étant assez bien trouvé, quoique je n'aie pas suivi régulièrement l'ordonnance que vous prescrivez ; voulant continuer à faire usage de cette substance salutaire et nourrissante, je vous envoie en conséquence, pour le prix d'un autre paquet, la somme de 13 fr. 25 c., savoir, 12 fr. 50 c. pour l'Ervalenta, et 75 c. pour la caisse.

J'ai bien l'honneur d'être, Monsieur, votre très-humble et très-obéissant serviteur.

Signé, GRINDELLE, *géomètre*.

Prussigny-le-Grand (Vienne),
18 mars 1846.

N° 92.

Constipation : (voir le n. 78.)

M. Warton. — Il y a huit mois que je prends régulièrement de l'Ervalenta soir et matin ; je m'en trouve fort bien.

Veuillez m'envoyer une bouteille de Mélasse et un Traité de la Constipation.

Signé, CRÉTIN, *curé.*

Gellin (Doubs), 20 mars 1846.

N° 93.

M. Warton. — L'an dernier, février 1845, j'étais à Paris pour consulter une seconde fois sur l'état de ma santé, qui, depuis trois ans, m'empêche d'exercer aucune de mes fonctions. Passant dans la rue Richelieu, je fis descendre mon frère de voiture pour m'acheter la brochure de l'Ervalenta que j'avais vue plusieurs fois annoncée dans les journaux. Après l'avoir lue, je restai incrédule. Ne me blâmez pas, car quand, comme moi, on a essayé de tout sans résultat aucun, on en vient là, à l'incrédulité. Je revins donc de Paris sans avoir fait l'acquisition de l'Ervalenta cette année. Il y a huit jours, j'étais à la campagne pour affaires, lorsque je rencontrai le vicaire du village de Vercelles (Doubs), qui me surprit par son embonpoint. La vue de ce jeune ecclésiastique me fit plus d'effet, quand il m'eut dit qu'il devait sa santé à l'Ervalenta, que tout ce que j'en avais lu. — Veuillez donc, Monsieur, m'envoyer par les messageries un paquet d'Ervalenta.

Signé, MONNIER, *prêtre.*

Besançon (Doubs), 11 avril 1846.

N° 94 *.

Constipation.

M. Warton. — J'ai fait usage d'Ervalenta l'année dernière, et je m'en suis bien trouvé, car j'avais une constipation assez opiniâtre qui avait cessé ; je n'ai peut-être pas continué assez longtemps l'usage de cet aliment, et je sens le besoin d'en faire usage de nouveau.

Veuillez m'en faire passer un paquet ; cette quantité me durera du temps, attendu que mon estomac ne supporte les aliments qu'en petite quantité.

Je suis avec considération, Monsieur, votre très-humble serviteur,

L. LABBÉ, *propriétaire.*

Bonneval (Eure-et-Loire), 25 avril 1846.

N° 95.

Paresse du ventre.

M. Warton. — Une personne de mes connaissances qui comme moi avait le ventre très paresseux, s'est très-bien trouvée de l'usage de votre fécule l'Ervalenta. Je me suis procuré à Bordeaux votre brochure, et j'ai vu que dans beaucoup de cas, qui ont du rapport avec celui où je me trouve, les effets produits par l'usage de votre fécule avaient été des plus efficaces.

Je viens donc vous prier de m'expédier deux paquets, soit 8 kilog. d'Ervalenta.

Recevez, je vous prie, Monsieur, l'assurance de mes respects.

BORDES, *ancien capitaine de navire.*

Blaye (Gironde), 28 avril 1846.

N° 96.

M. Warton. — Ayant eu connaissance des bons effets que produit chaque jour votre Ervalenta, je m'empresse de recourir à vous pour vous prier de m'expédier, par la voie la plus prompte, deux paquets de cette farine.

J'ai l'honneur d'être, avec les sentiments les plus distingués, Monsieur, votre très-humble et très-obéissant serviteur, LAUVE, *curé.*

St-Malo-de-Guersac, commune de Montoir (Loire-Inférieure) ; 5 mai 1846.

N° 97.

Irritation d'entrailles.

M. Warton. — Un chanoine de Viviers, qui était atteint d'une irritation d'entrailles, ayant fait usage de la farine Ervalenta, s'en est trouvé tout-à-fait bien. Comme je suis atteint de la même maladie, il a bien voulu me donner votre adresse. Je viens à cet effet vous prier d'en remettre à la personne qui vous remettra ma lettre.

Signé, AURIC, *maître de l'Hôtel des Princes.*

Montélimart (Drôme), 12 mai 1846.

N° 98.

M. Warton. — Je vous expédie un bon de 12 fr. 50 c. pour 4 kilog. d'Ervalenta, que je vous prie de m'envoyer au plus tôt par la voie la plus expéditive.

Une fois déjà nous avons fait usage de votre précieuse farine, et nous nous en sommes très-bien trouvés.

J'ai l'honneur de vous offrir l'assu-

* Voir la Note à la fin des « Attestations françaises etc. »

rance de mon respect et de ma reconnaissance.

SURIRE, *prêtre.*

Vendes, par Tilly-sur-Seule (Calvados) ; 20 juin 1846.

N° 99.

M. Warton. — Ayant obtenu de bons effets de votre fécule, dite *Ervalenta*, je viens vous prier de m'en expédier un nouveau paquet.

Signé, CH. BONNARLE, *propriétaire.*

Arnay-le-Duc (Côte-d'Or), 2 août 1846.

N° 100.

Affection des intestins, etc. :
(Voir les n. 63 et 66.)

M. Warton. — Je vous prie de vouloir bien m'expédier par la voie la plus prompte une boîte d'Ervalenta. Je désire seulement que cette farine produise des effets aussi avantageux sur l'affection des intestins dont je suis atteint, que votre premier envoi, il y a environ douze à quatorze (19 à 21) mois. Cette affection vient de se renouveler sous l'influence des grandes chaleurs. *Signé*, LOUVRIER, *médecin-vétérinaire.*

Sellières (Jura), 19 août 1846.

N° 101.

Constipation. — *Mauvaise Digestion.*

M. Warton. — La personne qui a fait usage (pendant près de trois ans) de votre Ervalenta, s'en est si bien trouvée, qu'aujourd'hui sa santé est parfaite. — La constipation qui avait résisté à tous les remèdes possibles, le refus de l'estomac à la digestion, tout cela a disparu complétement.

Ce qu'il y a eu de remarquable pendant cette longue période du traitement à l'Ervalenta, c'est que pas une indisposition n'est survenue, le sommeil a été continuellement bon, pas une insomnie; de plus, la physionomie de la personne annonçait la santé la plus solide, et cet état se soutient depuis qu'elle a cessé d'en faire usage, (ce qui prouve son parfait rétablissement.) *Signé*, BOYER aîné.

(Lyon, rue Malesherbes, 12, aux Brotteaux ; 25 septembre 1846.

N° 102.

Constipation. — *Hémorrhoïdes, etc.*
(Voir aussi le n. 74.)

M. Warton. — C'est avec bien du plaisir que je viens rendre hommage à l'Ervalenta, dont je me trouve très-bien ; j'en fais mon souper tous les soirs. Cette farine m'a rendu de grands services en me délivrant de la constipation et des hémorrhoïdes; elle me procure un sommeil tranquille et de l'embonpoint, et elle m'a bien fortifiée. *Signé*, (Mlle) GRIVAUD.

Cuisery (Saône-et-Loire), 27 sept. 1846.

N° 103.

(Différents cas.)

Dérangement des fonctions digestives. — *Constipation extrême.*

M. Warton. — Mon épouse a fait usage pendant 8 ou 9 mois de votre Ervalenta pour rétablir ses fonctions digestives. Elle s'en est très-bien trouvée ; ses longues constipations, qui duraient jusqu'à huit jours, ont cessé depuis les premiers jours de l'emploi de votre substance, qui est moins un médicament qu'un aliment hygiénique.

Je vois ici quelques personnes qui ont employé l'Ervalenta, et qui ont été guéries radicalement.

Moi-même, sans avoir d'indispositions, mais n'étant pas quelquefois sans avoir de ces constipations résultant d'échauffements, je me suis servi de votre farineux, et toujours je m'en suis bien trouvé. *Cela vous relâche si doucement, si insensiblement, et d'une manière si efficace*, que j'en conserve toujours un peu pour les cas fortuits.

J'ai même indiqué cette substance alimentaire à plusieurs de mes amis, et notamment à ceux auxquels la fréquence des dîners en ville donne des constipations. *Signé*, LAISNÉ, *courtier de commerce.*

Le Hâvre, 27 septembre 1846.

NOTA. On trouvera dans le chapitre VI quelques extraits d'attestations qui ne sont pas compris dans la liste précédente ; c'est-à-dire, de celle d'un religieux de l'Abbaye ***, sans date, dans la 1re section ; de trois lettres de Mlle Muller, des 30 juillet, 30 août, et

2 octobre 1842 (Nos 55, 56, et 57 de l'ancien livre), dans la 3e et la 9e; de celle de M. de Passoncourt, du 4 juin 1843, dans la 5e; de celle de M. Pitre-Richer, du 26 juillet 1843, dans la 1re et la 9e; de celles de M. Clet, du 21 février 1844 et du 14 juin 1845, dans la 10e; de celle de madame Lemaire, du 22 février 1845, dans la 4e; et de celle de M. Labbé, du 24 mai 1845, dans la 2e.

ATTESTATIONS ANGLAISES, etc.

No 1.

14, Coleman Street, Londres; 16 avril 1845.

Monsieur, je viens vous déclarer, sans la moindre hésitation, que votre Ervalenta m'a fait beaucoup de bien, que je l'ai recommandée à beaucoup de mes amis atteints de la même infirmité que moi, et que j'ai l'intention de continuer à en prendre, dans l'espoir d'en obtenir du soulagement, sinon une guérison complète.

Je fais des vœux sincères pour que vous sortiez victorieux du procès dont on vous menace, et j'ai l'honneur etc.

DE YRIGOYTÉ.

No 2.

Twyford, près de Winchester; 11 août 1844.

Mon cher Monsieur, vous serez sans doute satisfait d'apprendre, qu'ayant entendu parler, ces jours derniers, d'une personne honorable de ce village à laquelle votre Ervalenta avait fait un bien merveilleux, je demandai la permission de la voir, et que je reconnus la vérité du fait.

Depuis douze ans, cette personne souffrait d'une constipation opiniâtre qui lui était venue à la suite d'une violente maladie, et qui était accompagnée d'une tendance du sang vers la tête, de spasmes, de défaillances, de douleurs dans le côté, etc. Après avoir eu recours à une foule de médicaments qui ne produisaient souvent aucun effet, elle vit votre annonce dans le journal, envoya chercher un paquet d'Ervalenta, et, après qu'elle en eut pris une seule fois, ses intestins fonctionnèrent. Il y a six semaines qu'elle en a fait usage, et elle n'est plus reconnaissable.

J'ai l'honneur etc.

ANNA (Lady) LYON,

No 3.

Upper Clapton, Londres; 11 février 1845.

Monsieur, il y a quatre mois que je fais usage de votre Ervalenta, et je m'en trouve parfaitement. Je pense que, si j'avais pris en même temps de la Mélasse, mes intestins seraient dans un état satisfaisant; mais je n'en ai employé qu'une bouteille. Je suis maintenant dans l'intention d'en faire régulièrement usage, et, après avoir été constipée pendant trente ans, j'ai l'espoir de guérir. Si j'ai ce bonheur, je vous en aurai la plus profonde reconnaissance.

Signé, MARIANNE TURNER, chez Mad. SHELDON.

(*Voir aussi le No 4.*)

No 4. (*Voir le No 3.*)

Upper Clapton, (Londres;) 28 mars 1845.

Monsieur, je considère comme une grâce particulière d'avoir rencontré votre excellente farine, et je vous suis très-reconnaissante pour l'amélioration de ma santé. J'avais, pendant plusieurs années, souffert d'affections inflammatoires chroniques dans quelques parties de mon corps; maintenant, je me trouve dans un état de rafraîchissement et de bien-être, et, la plupart des jours, les intestins fonctionnent assez bien pour n'avoir pas besoin de médicaments; et, comme vous le dites très-justement dans votre livre, il n'y a que ceux qui ont souffert pendant des années qui peuvent apprécier ce bonheur. Cependant, les intestins ne fonctionnent pas encore facilement, ni librement; mais, comme j'ai éprouvé que ce que vous dites est la vérité, je vis dans l'espérance, qu'avec une patiente persévérance je pourrai être entièrement guérie. On me plaisante beau.

coup, mais je sais mieux que personne ce que j'éprouve moi-même. J'ai recommandé la farine à beaucoup de personnes.

Signé, MARIANNE TURNER.

(*Voir aussi le No* 18.)

N° 5.

3 Wykeham Terrace, Brighton; 29 avril 1845.

Monsieur, je m'empresse de vous informer que, souffrant depuis longtemps d'une affection du foie et de la poitrine, accompagnée de dérangement dans la digestion et dans les fonctions intestinales, j'ai pris deux fois de l'Ervalenta, et que j'en ai obtenu de bons résultats. J'en prends tous les matins à déjeûner, et je n'ai plus besoin par ce moyen de recourir aux purgatifs. Je n'hésite donc point à attester tout le bien que m'a fait ce produit, et je fais des vœux pour que vous parveniez à déjouer les tentations qu'on ferait pour en interdire la vente.

Signé, (Le Capitaine) J. RALSTON.

N° 6.

Hood Street, Newcastle upon Tyne; 8 avril 1845.

Messieurs, je vous transmets ci-joint un mandat de 2/6 (?) pour le paquet d'Ervalenta que vous m'avez envoyé la semaine dernière. Depuis que j'en fais usage, je souffre beaucoup moins de la constipation à laquelle je suis sujet.

Signé, J. BOURNE.

Messieurs Youens et Cie.

N° 7.

16 Gerrard Street, Soho, (Londres;) 28 avril 1845.

Monsieur, ayant reçu aujourd'hui votre circulaire, je m'empresse de vous répondre que j'ai pris de votre Ervalenta pendant près de deux mois, et qu'elle m'a procuré un grand soulagement pour la constipation opiniâtre dont j'étais atteint.

Je serais heureux que ce témoignage pût vous être utile, car le rétablissement de mes fonctions intestinales a beaucoup amélioré ma santé.

Signé, J.-W. HENDERSON, K.W.
Major en demi-solde.

P. S. Il y avait si longtemps que je souffrais de la constipation, que les lavements et les apéritifs ne me procuraient qu'un soulagement momentané. Je vais maintenant à la selle aussi facilement et aussi régulièrement que je puis l'espérer à mon âge.

N° 8.

High Street, Exeter; 6 avril 1845.

Monsieur, en réponse à votre lettre du 3 du mois courant, relative à l'Ervalenta, je vous dirai que je l'ai prise depuis le mois de juin dernier, et que j'ai écrit plusieurs fois à votre agent à Londres, en lui disant, qu'aussitôt que j'omets l'Ervalenta, la constipation me revient. J'ai 38 ans, et j'ai toujours été sujet à la constipation, et obligé d'avoir recours aux purgatifs. Je prends encore de l'Ervalenta, parce que je veux en faire un bon essai, aussi bien que des pruneaux et de la Mélasse.

Signé, F. FRANKLIN.

(*Voir aussi le No* 35.)

N° 9.

Marlborough, Wiltshire; 29 avril 1845.

Monsieur, je m'empresse de vous accuser réception de votre circulaire, et je suis prêt à témoigner des bons effets de votre Ervalenta.

Signé, A. ALEXANDER.

N° 10. (*Deux cas.*)

Ramsgate, 22 avril 1845.

Monsieur, l'Ervalenta m'a fait beaucoup de bien. Étant tombé sur une de vos annonces, je résolus d'essayer de l'Ervalenta pour la constipation dont je souffrais, à la place des purgatifs dont j'étais las au dernier point. Il ne m'a pas toujours été commode de m'en procurer; autrement j'en aurais constamment pris. J'en mangerais deux fois par jour, matin et soir, que je ne m'en lasserais pas. Ce n'a été que le quatrième ou le cinquième jour qu'elle a commencé à opérer sur moi. Je suis certain que, si je continuais à en prendre régulièrement, je n'aurais plus besoin de médecines. J'ai consommé quatre paquets d'Ervalenta, et je vais en envoyer chercher un cinquième.

Un de mes amis vient de m'informer que l'Ervalenta lui avait fait beaucoup de bien : il en prenait pour une maladie de foie et pour une constipation fréquente. J'espère, Monsieur, que les autorités de ce pays ne montreront pas moins de bon sens à votre égard que celles de la France, et j'ai l'honneur etc.

E. MONGOR.

N° 11.

Edimbourg, 27 février 1843.

Messieurs, je m'empresse de vous annoncer que je prends de l'Ervalenta depuis une quinzaine de jours, et que, dès le premier, elle a parfaitement réussi, sans manquer depuis son effet. Je prenais, depuis vingt ans, des pilules tous les soirs, et je considérerai comme un grand bonheur pour moi d'être délivré de cette véritable servitude. Ayez la bonté de m'envoyer, par le premier paquebot, un autre paquet d'Ervalenta et une bouteille de Mélasse.

Signé, W. MERCER.

(*Extrait d'une lettre de Bath.*)

Messieurs, l'Ervalenta m'a été essentiellement utile; elle a accompli, à mon égard, toutes les promesses de l'inventeur. Je ne veux pas dire par-là que ma santé, qui n'était pas robuste, l'est devenue; mais que les fonctions de l'estomac, qui se faisaient péniblement, se sont régularisées, et que, jusqu'à un certain point, elles se trouvent rétablies dans leur état normal.

N° 12.

25, Phœnix Street, Dublin; 8 avril 1843.

Messieurs, permettez-moi de vous envoyer un bon sur la poste pour 1 l. 15 s., et je vous serai obligé si vous me faites venir deux paquets d'Ervalenta quand il vous conviendra.

J'en ai pris deux fois par jour pendant les derniers dix-huit jours. Je m'en suis trouvé beaucoup mieux au commencement; mais, depuis une semaine, j'ai souffert de la constipation. Cependant, ma confiance dans le remède reste ferme.

Signé, Richard SELLWOOD.

(*Voyez aussi le No* 28.)

N° 13.

King's Lynn, Norfolk; 14 avril 1843.

Monsieur, il me donne beaucoup de plaisir de dire qu'après avoir reçu de votre agent dans Ludgate Hill (à Londres), deux paquets de l'Ervalenta, et après m'en être servi, je trouvai ma santé beaucoup améliorée. J'avais souffert fortement d'une constipation des intestins continuée, ne me débarrassant jamais qu'au moyen de purgatifs forts. Je considère l'Ervalenta comme ayant rempli tout son but chez moi, et je persévère encore à en faire usage; aussi sera-ce pour moi un grand plaisir de la recommander pour des cas semblables au mien.

Signé, W. WETHERELL.

N° 14.

Heath Glass works, Worcestershire; 21 avril 1843.

Monsieur, j'ai reçu aujourd'hui la lettre adressée par vous à M. Greatbatch, Farringdon street, à Londres, qui n'avait fait qu'acheter l'Ervalenta pour me l'envoyer. C'est avec grand plaisir, Monsieur, que je répondrai à vos demandes.

J'éprouvais de l'indigestion et une grande faiblesse qui provenaient, je le crois, d'excès de travail; c'était au point que depuis plusieurs années, je ne pouvais souvent aller à la selle qu'au moyen de purgatifs, qui ne me procuraient qu'un soulagement momentané, la même incommodité me revenant avant peu. J'avais essayé pendant longtemps de plusieurs purgatifs fort prônés en Angleterre, et quoique je suivisse un régime, ma maladie ne se guérissait nullement, et ne diminuait même pas. Au mois de septembre dernier, il me tomba sous les yeux une annonce de votre Ervalenta dans le *Times*. Je résolus d'en essayer; mais auparavant je me procurai votre brochure, et la lecture que j'en fis attentivement, acheva de me décider. J'envoyai chercher un paquet à Londres, je suivis vos instructions, et neuf jours après j'obtins du soulagement. J'ai continué depuis lors à prendre de l'Ervalenta, et toujours elle m'a parfaitement réussi. Je me porte beaucoup mieux; je vais à la selle régulièrement une fois par jour, et depuis que l'Ervalenta forme une partie de ma nourriture, je n'ai eu besoin d'aucune espèce de purgatifs. Croyez à toute ma reconnaissance pour le bien que je vous dois. J'aime beaucoup l'Ervalenta comme aliment, et je la préfère à toute autre chose pour déjeûner; elle me semble agréable au goût et nourrissante. Je serais donc vraiment désolé qu'on parvînt à en empêcher la vente en Angleterre.

Signé, W. WALKER.

N° 15.

35 Mayhill Street, Brighton; 22 avril 1845.

Monsieur, je réponds à votre lettre du 15 de ce mois. Je n'ai pris qu'un paquet d'Ervalenta. Etant depuis longtemps sujet à des attaques d'épilepsie qui provenaient principalement, m'a-t-on dit, d'un dérangement d'estomac, et souffrant de la constipation depuis plusieurs années, je me suis décidé à essayer de l'Ervalenta, et les fonctions de mon estomac et de mes intestins se sont régularisées, grâce à elle. Je vais maintenant à la selle une fois par jour; je n'ai point eu d'attaque d'épilepsie depuis le 4 janvier dernier. J'ai pris de l'Ervalenta régulièrement deux fois par jour pendant trois semaines, et c'est de là que me paraît provenir le rétablissement de mes fonctions intestinales. Jamais les purgatifs n'avaient opéré en moi un changement aussi graduel et aussi marqué.

Signé, J. SPEARING.

N° 16.

Hôtel de la Marine, Worthing; 15 avril 1845.

Monsieur, je viens joindre mon témoignage à celui de ma fille, relativement aux bons effets de l'Ervalenta et de la Mélasse.

Je souffrais de la constipation depuis plus de vingt années, et pendant les douze dernières, il m'avait fallu constamment recourir à des apéritifs, qui ne me procuraient qu'un soulagement momentané, et me laissaient au bout de quelques jours plus malade qu'avant d'en avoir fait usage. Je traînais donc ainsi depuis longtemps une misérable existence, qui s'était encore aggravée dans ces derniers temps par l'emploi des drastiques; ces médicaments m'occasionnaient d'abondantes flatuosités d'estomac, qui se terminaient souvent par des spasmes violents. Il y a six semaines j'étais tellement abattu, que lorsque le médecin de la famille vint me voir, il parut alarmé et ne sut trop quel traitement me prescrire; car je refusais de prendre encore des purgatifs, à moins qu'on ne pût m'en procurer qui ne me laissassent pas dans le même état que les autres; ce dont je reconnus l'impossibilité à la mine de mon médecin.

Ce fut alors que madame Hillman et ma fille me déterminèrent à essayer de votre Ervalenta et de votre Mélasse. Le premier symptôme favorable que je remarquai, fut la diminution des flatuosités d'estomac, et en une quinzaine de jours, elles disparurent complètement. Je suivis exactement vos instructions pendant cet espace de temps; mais de temps à autre je fus obligé d'avoir recours aux lavements, préférant ce moyen de soulagement aux purgatifs. Bientôt après, les observations que je continuai à faire sur moi-même me convainquirent que l'Ervalenta et la Mélasse finiraient par produire sur moi le résultat que je désirais; et en effet, pendant toute la semaine dernière je suis allé à la selle aussi régulièrement que je pouvais le désirer, et je sens que peu à peu ma santé se rétablit. Vous me trouverez, Monsieur, toujours prêt à attester le fait, et si l'on tentait d'interdire l'importation de l'Ervalenta et de la Mélasse en Angleterre, je protesterais contre une pareille mesure, convaincu que je suis que ces substances sont nécessaires à mon existence.

Signé, Ol. HILLMANN.

N° 17.

Bayswater, 16 avril 1845.

Monsieur, je m'empresse de répondre aux diverses questions que vous m'avez adressées, relativement à l'Ervalenta, mais je désire que ma réponse ne soit publiée en entier qu'autant que cela serait *absolument nécessaire.*

Vous apprendrez avec satisfaction que depuis que je prends de l'Ervalenta et de la Mélasse, conformément à vos instructions, ma santé s'améliore sensiblement, et que je puis me passer entièrement des purgatifs dont j'étais forcé de faire usage depuis fort longtemps.

Quoique je n'aie pas fait un assez long usage de l'Ervalenta pour qu'elle ait pu guérir une maladie si ancienne, j'ai éprouvé un grand soulagement en trois mois seulement, et j'espère qu'en continuant à en faire usage, j'obtiendrai les plus heureux résultats.

Dans l'espoir que l'on ne vous empêchera pas de continuer à me procurer, à moi et à tous ceux qui en ont besoin, un aliment si agréable, j'ai l'honneur etc.

(Mad.) L. THOMPSON.

N° 18.

(*Voir les Nos 4 et 5.*)

Upper Clapton, 7 avril 1846.

Monsieur, c'est avec empressement et reconnaissance que je viens témoigner des excellentes propriétés de l'Ervalenta et de la Mélasse. Depuis trente ans que je souffrais de la constipation, je n'avais jamais d'évacuation naturelle; il m'arrivait souvent d'éprouver d'atroces douleurs, et ce resserrement m'avait occasionné des hémorrhoïdes très-étendues, une inflammation de la vessie, la gravelle, une mauvaise digestion, et des maux de tête. Je ne me sentais presque jamais à mon aise; il me fallait constamment prendre des purgatifs, et de temps en temps des lavements; souvent j'étais dans un tel état de faiblesse, que je ne pouvais me remuer qu'avec peine. Le titre de votre ouvrage attira mon attention; j'en achetai un exemplaire, et je lus avec intérêt l'exposé de ce remède simple et innocent qui devait me guérir. Je résolus d'en essayer, mais de n'en parler qu'autant que j'en obtiendrais de bons effets, mes amis pouvant s'en moquer et la traiter de drogue de charlatan. Depuis six semaines que j'en fais usage tous les jours, je n'ai pris que deux doses de purgatifs très-petites et un seul lavement, et mes intestins se sont naturellement vidés le reste du temps. Toutes les maladies dont j'étais atteinte ont disparu peu à peu; je me sens toute autre qu'auparavant, bien portante et pleine de vie, et vous pensez quel plaisir j'en éprouve. Aussi je serais désolée d'être privée d'Ervalenta et de Mélasse, car bien que je sois en bonne voie de guérison, ma constipation ne me paraît pas encore détruite au point de pouvoir me passer d'Ervalenta. C'est a mon avis une nourriture fort saine pour déjeûner; elle me convient mieux et me plaît plus que toute autre chose. J'ai été moins sensible au froid pendant le dernier hiver, cependant si rude, que je ne l'avais été depuis vingt ans. J'ai envoyé de l'Ervalenta à trois de mes amies; mais je ne sais pas encore quels en ont été les effets. Elle a opéré sur moi cinq jours après que j'ai commencé à en prendre.

Vous me trouverez toujours prête à déclarer que, dans ma pensée, c'est une nourriture simple, innocente, excellente et inappréciable pour faire agir régulièrement les intestins.

Signé, M. TURNER.

N° 19.

(Différents cas.)

Hastings, 17 avril 1845.

Monsieur, en réponse à votre lettre du 12 de ce mois, je m'empresse de vous informer que les paquets d'Ervalenta que j'ai envoyé chercher chez messieurs Youens, n'étaient pas destinés à mon usage personnel. Je suis, du reste, heureuse de vous annoncer que les personnes pour lesquelles je les avais fait prendre, en ont obtenu d'excellents résultats pour la constipation habituelle et invétérée dont elles souffraient : chez l'une d'elles cependant, la maladie était si opiniâtre, qu'il n'est pas encore possible de renoncer complètement aux apéritifs; mais comme la personne n'a pas employé de Mélasse, et ne s'est point exactement conformée à vos instructions, on ne pouvait guère espérer un résultat plus satisfaisant. J'ajouterai qu'un médecin fort distingué, à qui j'ai parlé de votre Ervalenta et prêté votre ouvrage, en a ordonné à un de ses malades qui souffrait d'une constipation opiniâtre, et que, bien que celui-ci n'en ait pris qu'une fois par jour, il a obtenu le résultat qu'il désirait. Je suis autorisé à donner son nom et son adresse à tous ceux qui me les demanderont, mais non autrement. Convaincu de l'efficacité et de l'innocence de votre préparation, je considère comme un devoir pour moi de la recommander à toutes celles de mes connaissances qui souffrent de la constipation; mais nous avons, nous autres Anglais, tant de répugnance à laisser publier nos noms au milieu de discussions de ce genre, qu'il ne faut pas vous attendre à recevoir de ce pays-ci des attestations aussi détaillées que celles que vous avez obtenues en France.

Quant aux poursuites dont on vous menace, je ne puis comprendre par quels motifs on pourrait défendre en Angleterre la vente de l'Ervalenta, pourvu que vous ayez rempli les formalités voulues, et je ne puis croire que tous les pharmaciens se prêtent à des mesures aussi basses et aussi tyranniques. Mais je ne doute nullement que si l'on vient à faire une pareille tentative, la justice de votre cause et l'intérêt des malades ne la fassent complétement échouer.

Signé, F. MONTGOMERY.

N° 20.

6, Clarence Place, Kingsdown, Bristol.

Messieurs, auriez-vous la bonté de m'envoyer par une prompte occasion, par le grand chemin de fer de l'Ouest, deux boîtes de l'Ervalenta Warton, chose que j'ai trouvée bienfaisante pour ma santé?

Signé, THOMAS R. FREY.

(*Voir aussi le N° 21.*)

N° 21.

(*Voir le N° 20.*)

6, Clarence Place, Kingsdown, Bristol, 28 avril 1845.

Monsieur, quoiqu'il me soit peu agréable d'écrire à présent, je crois qu'il est de mon devoir, et que je vous dois cette justice, d'exprimer les résultats avantageux que j'ai eu le bonheur d'éprouver dans l'usage de la fécule que vous appelez Ervalenta. Je regarde l'Ervalenta comme une farine doucement laxative et *tout-à-fait innocente.* C'est une substance de grande valeur pour les malades, mais plus spécialement est-elle utile à cette très-nombreuse classe de personnes souffrantes qui sont forcées d'avoir recours aux apéritifs et aux médicaments puissants pour se débarrasser de la constipation des intestins. La société doit reconnaître le bien que votre découverte a apporté à un grand nombre; — la société vous doit une dette de reconnaissance; — parce que vous l'avez dotée d'un baume et d'un remède pour une maladie presqu'incurable, — pour une maladie tourmentant le corps et détruisant la santé.

Il y a *peu d'antidotes efficaces* pour la maladie de la constipation. Les remèdes ordinaires (les drogues) augmentent le désordre, et détruisent l'énergie de l'estomac. Votre découverte est le meilleur et le *seul inoffensif* remède que j'aie jamais rencontré pour la constipation. Elle tend à guérir les parois de l'estomac, et à calmer l'irritabilité qu'occasionne le long et pernicieux usage des purgatifs.

Depuis quinze années, j'ai été affligé de cette maladie, et pendant tout ce temps là mes intestins étaient rarement débarrassés sans avoir recours aux moyens artificiels. Beaucoup de ces remèdes auxquels j'ai eu recours étaient pernicieux dans leurs conséquences; et je crois qu'un des grands avantages *propres à l'Ervalenta* est d'être si douce dans son action. C'est à la fois et un aliment agréable et un médicament confortable et guérissant, aussi inoffensif que de la farine. Mais elle n'est pas si nourrissante que la farine : je voudrais qu'elle le fût. Sa qualité laxative constitue son excellence principale, et son innocuité et la douceur de son action sont les secondes qualités qui la rendent utile aux faibles et aux malades.

Depuis que je me suis servi de cette substance, j'ai pu me passer de l'*énéma* (lavement), aussi bien que de toutes les médecines tourmentantes et violentes; de sorte que ma constitution presque ruinée se répare encore lentement. C'est pourquoi je remercie Dieu tout-puissant, et après Dieu c'est à vous que je suis redevable; et il me convient, à moi pauvre mortel souffrant, d'exprimer cela, et de dire *la vérité*, car cela n'est que la vérité. — Il est à regretter que votre remède soit si coûteux.

Mon intérieur est si faible, que je ne puis pas prendre l'Ervalenta plus d'*une fois par jour*. Si j'en fais usage deux fois par jour, le lait fatigue mon estomac, et me rend jaune et bilieux. Mais cette substance est pour moi si utile, que je ne puis régler mes intestins qu'en la prenant une fois par jour, c'est-à-dire *un grand bol pour mon souper.* — Je ne fais pas usage de la Mélasse; mais je suis obligé de prendre des pruneaux quelquefois pendant le jour, l'Ervalenta le soir, et de me lever du lit à 5 heures ou à 5 heures et demie.

Si je fais attention à ces choses, je me trouve assez bien; et alors je mange ce que j'aime le mieux pour mon déjeûner et pour mon dîner; mais je préfère à la viande le régime des végétaux avec des puddings légers. Cependant je mange un peu de viande. Mais je ne fais pas une règle pour d'autres personnes, parce que mon intérieur et mon estomac est si faible et si altéré, que je puis digérer très-peu d'aucune chose, et que ce peu doit être nourrissant et léger.

Je dois, mon cher Monsieur, pour terminer, répéter mon humble opinion et mon témoignage à l'égard de votre Ervalenta, qu'elle est un don pour la société; et je le crois le plus doux et le plus inoffensif remède que l'on ait encore connu pour obvier aux misères de la constipation des intestins, et pour faire fonctionner ces organes régulièrement et confortablement.

En reconnaissance du bien que votre utile découverte m'a fait, j'ai le plaisir de vous souhaiter un bien et un don encore plus précieux et plus durable. Vous avez contribué au bien-être et à la santé de mon corps, et vous avez rendu service à vos semblables, — quant à cette existence passagère et terrestre : — c'est de tout mon cœur que je vous souhaite, à vous, une récompense, mon cher Monsieur, — non pas seulement dans la satisfaction intérieure de l'esprit que vous éprouverez ; mais qu'il plaise à Dieu de répandre sur vous plus abondamment sa grâce, pour votre paix et votre joie, par le Saint-Esprit ; — afin que, par l'intelligence de la foi, vous puissiez jouir du pardon et de la santé de l'homme intérieur ; — que, avec tous ceux qui sont réputés dignes, vous puissiez obtenir le don précieux de la vie éternelle et la félicité du monde à venir.

En vous souhaitant toute sorte de succès, je suis, Monsieur, votre dévoué, THOMAS R. FREY.

P. S. J'ai oublié de dire que je me suis servi de l'Ervalenta environ six mois, et que pendant ce temps-là ma santé s'est améliorée progressivement.

N° 22.

Southampton, Ordnance Map Office; 29 avril 1845.

Monsieur, d'après l'essai que j'ai fait de votre Ervalenta pendant quelques jours, je déclare qu'à mon avis elle peut soulager la constipation, sinon la guérir complètement.

Signé, T. M. NIGHTINGALE.

N° 23.

269, Strand, Londres; 28 avril 1845.

Monsieur, je m'empresse de vous informer, en réponse à votre circulaire, que j'ai pris trois paquets d'Ervalenta, et qu'elle a opéré sur moi l'effet que j'en attendais. N'ayant pas besoin de continuer, je n'en ai pas fait usage depuis trois ou quatre mois ; mais si j'éprouvais le besoin d'en reprendre, je m'y remettrais sans hésiter. Je souhaite que vous surmontiez au gré de vos désirs les difficultés dont on vous menace.

Signé, J. TUCKER.

N° 24.

Dundalk, Irlande; 29 avril 1845.

Monsieur, votre Ervalenta m'a bien certainement délivré des aigreurs d'estomac. C'est pour moi un aliment fort agréable, et il me paraîtrait peu coûteux, si ce n'était la dépense du transport de Londres ici. Je vous engage à établir promptement un dépôt à Dublin. Mon intention est de continuer à faire usage de l'Ervalenta.

Signé, TH. BOURNE.

N° 25.

Coton, Nuneaton; 30 avril 1845.

Monsieur, étant parfois atteint de dérangements d'estomac qui donnaient lieu à la constipation, je me suis décidé à prendre de l'Ervalenta. Au bout de quatre à cinq jours, mes selles sont devenues chaque jour plus abondantes, grâce a cet aliment ; mais n'ayant pas été sérieusement indisposé, je ne puis me prononcer sur la question de savoir si elle peut guérir complètement la maladie dont il s'agit. J'ai soin d'avoir toujours de l'Ervalenta sous la main, et lorsque je me sens resserré, j'en prends à déjeûner pendant dix ou quinze jours. Je la considère comme parfaitement innocente dans son action et comme exempte de toute propriété nuisible.

Signé, H. R. HARPIER (Esq.).

N° 26.

Upper Clapton, Middlesex; 30 avril 1845.

Monsieur, j'ai reçu la lettre que vous m'avez fait l'honneur de m'écrire le 26 du courant, et je m'empresse de vous informer que l'Ervalenta et la Mélasse m'ont fait le plus grand bien.

Il y a sept mois que j'ai commencé à (en) prendre sur les instances d'un ami qui en avait obtenu d'excellents résultats. J'étais alors convalescente d'un grave accès d'inflammation chronique du foie, et ma santé était fort délicate. Ayant été sujette à la constipation pendant la plus grande partie de ma vie, je n'avais pu, tant qu'avait duré la maladie dont je viens de parler, obtenir du soulagement qu'au moyen de purgatifs ou d'autres médicaments. Sous ce rapport, l'Ervalenta et la Mélasse m'ont fait un bien infini, et je suis heureuse d'ajouter que leur efficacité est toujours la même. Mon médecin, qui *est un des plus distingués* de ce pays ci, m'a permis d'en faire usage, et j'ai continué à en prendre *d'après son désir.*

Je regretterais beaucoup, Monsieur, les mesures qu'on voudrait prendre pour empêcher l'importation d'un si précieux remède que la Providence semble avoir mis entre vos mains pour le soulagement de vos semblables. Quant à moi, je considérerais l'impossibilité de se procurer ici votre farineux, comme un grand malheur dont j'espère que l'Être suprême voudra bien nous préserver.

Signé, EMILIE SEX.

N° 27.

New Walk, Leicester; 30 avril 1845.

Monsieur, je crains que mon témoignage ne vous soit pas fort utile; mais pour satisfaire à votre désir, je vous dirai dans quel état de maladie je me trouvais avant de faire usage de votre Ervalenta. J'étais depuis deux mois entre les mains des médecins, qui me disaient atteinte d'une irritation nerveuse, provenant de mauvaise digestion. J'étais en danger, et cependant je voyais que les médecins ne pouvaient me faire aller à la selle qu'au moyen des purgatifs. Dès que je me sentais moins malade, je voulais renoncer à leurs médecines; mais ils me disaient que si je cessais d'en prendre, il me faudrait suivre un régime très-sévère et m'attacher constamment à prévenir la constipation. Ayant entendu parler de votre Ervalenta, je pensai que si elle répondait aux annonces qu'on en faisait, ce serait mon affaire. J'en achetai donc un paquet, et, sans pouvoir dire qu'elle m'ait guéri, il est certain qu'elle a beaucoup contribué au rétablissement de ma santé. J'en ai pris a déjeûner et à souper; je l'aimais; elle me convenait à merveille et j'en obtenais tout l'effet que je pouvais en attendre. Si j'avais besoin d'en reprendre, je me procurerais aussi de la Mélasse. J'espère qu'on ne vous empêchera pas d'en vendre en Angleterre, car elle peut faire beaucoup de bien dans certains cas. Je désire que mon nom ne soit pas publié.

Agréez, Monsieur, etc. C. F.

N° 28. (*Voir le N° 12.*)

25, Phœnix Street, Dublin; 1er mai 1845.

Monsieur, je m'empresse de vous informer, d'après votre désir, que je prends de l'Ervalenta deux fois par jour, depuis le 15 mars dernier, et que j'en ai obtenu le meilleur effet. Il y avait huit ou dix ans que je souffrais de la constipation.

Depuis que je prends de l'Ervalenta, la maladie m'est revenue trois fois, pendant plusieurs jours chaque fois; mais n'ayant pas suivi vos instructions, il serait injuste à moi de révoquer en doute l'efficacité du remède.

Je ne me suis jamais servi de Mélasse. J'en enverrai chercher une bouteille, et je continuerai à faire usage d'Ervalenta.

Signé, R. SELLWOOD.

N° 29.

Twickenham, 2 mai 1845.

Monsieur, j'ai presque constamment fait usage d'Ervalenta depuis le mois de juillet dernier; elle a produit l'effet que j'en espérais, dès la première fois que j'en ai pris, et j'obtiens chaque jour le même résultat, sans avoir besoin de recourir à des purgatifs, ainsi que j'avais l'habitude de le faire chaque jour depuis sept ans. Avant d'avoir pris de l'Ervalenta, j'avais plusieurs maladies sérieuses qui provenaient d'une affection du foie; mais depuis lors, j'ai beaucoup (moins?) souffert du côté, et ma santé a éprouvé une amélioration réelle.

Signé, HARRIET MARLOW.

N° 30.

Twickenham, 1er mai 1845.

Mademoiselle Tubbs, obtenant de mademoiselle Marlow la permission d'ajouter quelques mots à sa lettre, s'empresse d'informer M. Warton qu'elle n'a jamais éprouvé le besoin de prendre de l'Ervalenta, mais que sa sœur et elle, ayant été témoins des bons effets produits par cette substance sur une de leurs amies, se sont décidées à en faire venir deux paquets pour une pauvre jeune femme du voisinage qui depuis trois ans était forcée de recourir constamment à des apéritifs. Depuis le mois de décembre dernier, qu'elle a commencé à prendre de l'Ervalenta, elle se passe complètement de ces médicaments, engraisse un peu, et prend des forces.

Mademoiselle Tubbs pense que M. Warton est dans l'erreur au sujet de l'opinion des médecins anglais l'égard de l'Ervalenta ; autant qu'elle a pu en juger, ils lui ont paru disposés à en favoriser l'usage, loin de vouloir la repousser.

N° 31.

Norwich, 2 mai 1846.

Monsieur, je désire vous faire part que j'ai reçu votre circulaire.

J'ai acheté de votre Ervalenta et Mélasse pour ma femme, qui en a certainement retiré du bien.

Signé, R. WRIGHT.

N° 32.

Fernyhalgh, Preston, Lancashire; 2 mai 1845.

Messieurs, je suis heureux d'avoir à vous annoncer que l'Ervalenta et la Mélasse que je vous ai achetées il y a un mois pour un ami lui ont fait le plus grand bien, et j'espère que s'il continue à faire usage de cet aliment, il finira par rétablir sa santé. Je l'ai recommandé à un ou deux amis, et je vous prie de m'envoyer deux paquets d'Ervalenta seulement, pour lesquels je vous transmets ci-joint un mandat de 1 l. 15 s.

Signé, (le rév.) GILLOW, prêtre catholique.

N° 33.

Deal, 7 mai 1845.

Monsieur, pour répondre à votre lettre du 30 du mois dernier, je vous dirai que je serai très-content de me conformer à votre désir ; mais comme je ne suis pas praticien particulier, je crains que mes amis n'aiment pas que leurs noms soient publiés. Pour moi, je recommande l'Ervalenta à mes amis et à tous les médecins qui me connaissent, parce que je regarde cette farine comme un aliment qui tend à produire le dégagement naturel des intestins, ce qui, dans mon opinion, est la clé de toutes nos maladies. J'ai été, pendant environ 48 années, Chirurgien et Adjudant dans la Marine de Sa Majesté. Je suis à présent en retraite; mais, pendant mon service, j'ai eu une très-grande expérience dans ces dérangements de l'estomac et des intestins que votre Ervalenta ne peut manquer de guérir; et probablement je pourrai encore avoir recours à son usage, ne la regardant pas comme ayant échoué chez moi; mais l'ayant suspendu à cause d'une maladie compliquée que j'espère, en changeant le système du traitement, guérir dans la suite.

Vous avez la bonté de vouloir bien proposer de m'envoyer une bouteille de votre Mélasse : je vous en remercie; et sans doute je la trouverai comme vous l'avez décrite, car je ne m'en suis pas servi avec l'Ervalenta. Ayant été à Londres il y a quelques mois, j'ai recommandé votre Ervalenta à plusieurs des médecins mes amis qui demeurent là. Je crois cependant que vous contribueriez au bien public, si vous aviez des agents dans quelques-unes des grandes villes en Angleterre, en Écosse, et en Irlande; puisqu'il ne faut que l'expérience de l'Ervalenta, pour reconnaître le bien qu'elle fait.

Signé, JOSEPH DALLAWAY, (Chirurgien de la Marine, en retraite.)

N° 34.

Pertenhall, Kimbolton, Hants; 7 mai 1845.

Monsieur, vous me trouverez toujours prêt à rendre un témoignage complètement favorable de l'Ervalenta. J'ai été plus ou moins sujet à la constipation pendant le cours de ma vie, et aucun des divers purgatifs que j'ai employés n'a pu en triompher. Vos annonces m'ont donné l'idée d'essayer de votre remède, et le résultat a été des plus satisfaisants.

Je n'ai point trouvé l'Ervalenta suffisamment active sans la Mélasse ; mais l'une et l'autre réunies n'ont pas tardé à me faire le plus grand bien, et au bout d'un mois je n'en ai plus pris qu'une fois par jour, au lieu de deux.

C'est un aliment si agréable que j'ai continué à en prendre à déjeûner plus longtemps qu'il ne l'eût fallu absolument, et ce n'est que parce que je suis absent de chez moi, que je n'en fais pas usage en ce moment. J'ajouterai que ce mode d'alimentation m'a fait l'effet de procurer une plus grande tranquillité d'esprit et de fortifier la mémoire.

Signé, (Le rév.) TH. MARTYN.

N° 35.

Exeter, 8 mai 1845.

Monsieur, je m'empresse de vous informer, en réponse à votre lettre du 29 du mois dernier, que, si l'Ervalenta et la Mélasse ne m'ont pas complètement guéri de la constipation dont je souffrais depuis plusieurs années, elles m'ont cependant fait beaucoup de bien, et que je continue à en prendre.

(*Voyez le No* 8.)

Signé, F. FRANKLIN.

N° 36.

3, Elliot Street, Liverpool; 20 mai 1845.

Monsieur, je vous prie de m'envoyer un paquet d'Ervalenta. J'ai reçu une lettre de M. Warton, mais je ne suis pas en état de lui répondre. Veuillez lui dire de ma part que j'ai la meilleure opinion de son Ervalenta, qu'elle m'a fait beaucoup de bien, et que je ne pouvais guérir sans m'y attendre, étant depuis longtemps malade et âgé de 79 ans.

Signé, Ed. STATHAM.

N° 37.

8, Titchbourne Street, Haymarket, [London;] 27 mai 1845.

Monsieur, excusez-moi de ne pas avoir répondu plus tôt à votre lettre; si j'ai tardé, c'est que l'Ervalenta que j'ai achetée était destinée à ma fille qui habite en province, et je n'ai eu occasion de la voir que la semaine dernière. Elle m'a dit que tant qu'elle avait pris de l'Ervalenta, elle en avait obtenu l'effet désiré; mais que dès qu'elle cessait, la maladie revenait aussi forte qu'auparavant. Je désirais qu'elle continuât; mais, soit l'ennui du régime, soit la dépense, elle n'en a consommé en tout que deux paquets.

Je dois ajouter, du reste, qu'aucun autre remède ne lui a jamais aussi bien réussi que l'Ervalenta; et si j'eusse pensé que cet aliment dût la guérir complétement, elle aurait certainement continué à en prendre.

Signé, W. RAPER.

N° 38.

Hall Place, Bexley, Kent; 20 mai 1845.

Monsieur, je ressentis les effets de l'Ervalenta deux ou trois jours après avoir commencé à en prendre, et ces effets continuèrent jusqu'à la fin du paquet.

Signé, Ed. HAPFER.

N° 39.

Stamford Street, Ashton under Lyne, Lancashire; 9 juin 1845.

Messieurs, je vous prie de m'envoyer comme à l'ordinaire deux paquets d'Ervalenta et une bouteille de Mélasse. Cet aliment me plaisant beaucoup, j'en fais usage depuis sept mois que je suis entre les mains des médecins.

Signé, Ed. LEES.

N° 40.

Chez Lieutenant Halliwell, près de Bolton-le-Moor, Lancashire; 30 juin 1845.

Messieurs, ayant été témoin des bons effets que l'Ervalenta a produits sur un de mes amis, je vous prie de m'en envoyer deux paquets, pour lesquels je vous transmets ci-joint un mandat.

Signé, J. L. HEATON.

N° 41.

Cinderford, Gloucestershire; 31 décembre 1845.

Messieurs, je vous transmets ci-joint un mandat de 17/10, et je vous prie de m'envoyer aussitôt que possible un paquet d'Ervalenta. Le dernier a produit sur moi un effet surprenant et bien au-delà de tout ce que je pouvais espérer.

Signé, Z. JOLLY.

N° 42.

Monsieur, la dame ne peut pas prendre plus d'une once d'Ervalenta à la fois : mais cette quantité suffit pour la faire aller régulièrement à la selle après déjeûner, ce qu'elle n'avait jamais pu obtenir d'aucun purgatif.

Signé, John STUART FORBES.

N° 43.

Billericay, Essex.

Monsieur, un ministre religieux des environs ayant obtenu de bons effets de l'Ervalenta, il nous a engagés à en essayer. Je vous envoie un mandat et je vous serai obligée de me faire parvenir un paquet le plus promptement possible.

Signé, (Mad.) FOTHERGILL.

N° 44.

(**Plusieurs cas.**)

Cheltenham, 20 juin 1845.

Messieurs, j'ai reçu hier soir, à mon retour de Londres, la lettre obligeante que vous avez bien voulu m'adresser, ainsi qu'une caisse d'Ervalenta dont je vous remercie beaucoup.

J'ai obtenu les résultats les plus satisfaisants en conseillant l'usage de cette farine diététique à un grand nombre de malades que la torpeur de leur canal alimentaire forçait de recourir trop souvent à des apéritifs stimulants, et dont l'état réclamait par conséquent un genre spécial d'aliments à la fois nourrissants et capables de seconder l'action péristaltique des intestins. Je considère l'Ervalenta comme une nourriture excellente dans tous les cas où la constipation dépend uniquement d'un dérangement dans les fonctions, et je n'hésite point à en recommander l'usage préférablement à toutes les substances que j'ai pu ordonner jusqu'à ce jour pour le même objet.

Je suis donc tout disposé à continuer d'ordonner l'emploi de l'Ervalenta aux personnes qui souffrent d'une torpeur habituelle des intestins, et je vous autorise à faire connaître comme il vous plaira l'opinion favorable que de nombreuses expériences m'ont fait concevoir de l'efficacité de cette substance. Agréez, Messieurs, etc.

Hen.-Ch. BOISRAGON,
Docteur en Médecine.

N° 45.

72, Norfolk Street, Glasgow;
8 janvier 1846.

Monsieur, étant sujet depuis mon enfance à une faiblesse des intestins et souffrant d'une constipation qui me rendait la vie à charge et la mettait en danger, je me suis empressé de me procurer votre Traité, dès que je l'ai vu annoncer dans un journal de Glasgow, et j'ai eu la satisfaction d'y trouver des raisonnements si bien fondés sur des faits dont ma propre expérience me démontrait l'exactitude, et des cas de maladie conformes au mien, qui avaient été si bien guéris.

Je cherchais depuis longtemps un aliment qui me convînt, une longue et pénible expérience m'ayant convaincu de l'inutilité des purgatifs en pareil cas. Mais tous mes essais étaient restés sans résultat; les meilleurs aliments ne me procuraient qu'un soulagement momentané, tandis que d'autres aggravaient mon mal. Enfin j'ai eu le bonheur de rencontrer votre Ervalenta qui m'a donné en moins de quinze jours la preuve la plus convaincante de ses propriétés laxatives et salutaires. J'ai continué à en faire usage pendant trois autres semaines, et mon paquet se trouvant alors épuisé, je me suis arrêté, parce qu'il est fort incommode et fort coûteux d'en faire venir de Londres; mais ce paquet a suffi pour rétablir si heureusement ma santé, que je n'hésite pas à déclarer que l'Ervalenta est une panacée, s'il en existe.

Signé, PAUL.

N° 46.

Cheltenham, 23 janvier 1846.

Messieurs, M. Jacques Fisher, de cette ville, a fait usage de l'Ervalenta pendant longtemps, et il désire le continuer, puisqu'il en éprouve beaucoup de bien.

Signé, A. GARDNER.

(*Voir aussi le N°* 47.)

N° 47. (*Voir le N°* 46.)

Cheltenham, 23 janvier 1846.

Messieurs, M. Fisher me charge de vous renvoyer le dernier paquet d'Ervalenta que vous lui avez adressé, afin que vous l'examiniez. Il l'a trouvé, en s'en servant, si différent de ceux qu'il avait reçus jusqu'à présent, qu'il pense que l'humidité l'aura gâté d'une façon ou d'autre. M. Fisher prend depuis longtemps de l'Ervalenta, et son intention est de continuer, cet aliment lui faisant beaucoup de bien.

Messrs Youens et Cie.

N° 48.

31 Strand, Londres; 22 juin 1846.

M. Heartly a essayé de l'Ervalenta de M. Warton, et elle a parfaitement répondu à son attente.

N° 49.

Dover Street, Folkestone;
2 février 1846.

Monsieur, je prends la liberté de vous écrire au sujet de l'Ervalenta et de la Mélasse dont vous êtes l'inventeur. Je suis pharmacien et je connais parfaitement les premières familles de cette ville, ainsi que beaucoup d'autres du comté de Kent. Il en est plusieurs qui, faisant usage de ces préparations, désireraient pouvoir s'en procurer ici, afin d'éviter les frais de port qui élèvent le prix d'un paquet de 16.6 à 19.3. Elles m'ont donc engagé à écrire à Londres pour tâcher d'être mis à la tête d'un dépôt; mais il m'a été répondu qu'on n'en établissait point dans la province. Ayant revu depuis plusieurs de ces personnes, elles m'ont engagé à m'adresser directement à vous, convaincues que s'il existait un dépôt à Folkestone, la vente augmenterait considérablement. Mess. Youens et Cie ont joint à leur réponse un tarif des prix auxquels ils me fourniraient vos préparations ; mais la remise était très-faible, et il me fallait envoyer l'argent d'avance. J'ai refusé de leur remettre un mandat, parce que je serais souvent forcé de faire crédit pendant 6 mois ou même un an, et qu'une seule mauvaise pratique m'enlèverait tout mon bénéfice sur un grand nombre de paquets. Je vous prie, Monsieur, de prendre ma demande en considération et de m'honorer d'une prompte réponse ; car plusieurs personnes n'attendent pour se procurer de l'Ervalenta que l'instant où je serais mis à la tête d'un dépôt. Je suis à votre disposition, pourvu que les conditions soient avantageuses, et je pourrais vous offrir toutes les garanties que vous jugeriez nécessaires. Il y a, je pense, des moyens de transport journaliers entre Paris et Boulogne, et comme des bateaux à vapeur vont et viennent tous les jours entre Boulogne et Folkestone, je recevrai très-promptement vos envois.

Signé, Richard HAMMON.

N° 50.

Norbiton Place, Kingston, Surrey; 16 février 1846.

Mademoiselle Budledge prie Monsieur Youens de remettre au porteur un autre paquet d'Ervalenta. Elle en a obtenu d'excellents résultats, bien qu'elle n'en ait encore consommé qu'un seul paquet.

N° 51.

Waterford, Irlande; 20 février 1846.

Monsieur, ayez la bonté de m'envoyer un autre paquet d'Ervalenta (c'est le troisième). Je n'hésite pas à dire qu'elle m'a rendu un très-grand service.

Je vous ai adressé trois ou quatre pratiques.

Signé, Pierse RONAYNE.

N° 52.

Sunbury, Middlesex; 17 mars 1846.

Madame Houghton annonce à M. Warton que la dame pour laquelle elle lui a pris de l'Ervalenta en fait usage deux fois par jour, depuis le 1er novembre. Sa digestion s'est améliorée, et elle ne prend presque plus de médecines. Madame Houghton a envoyé sa brochure à deux personnes valétudinaires, qui bien certainement auront recours à ce remède.

N° 53.

21 mars 1846.

Monsieur, l'Ervalenta que vous m'avez envoyée m'a fait beaucoup de bien. Je vous serai obligée de m'en envoyer un autre paquet, aussitôt que possible.

Signé, (Mad.) BURCHNALL.

N° 54.

Cleveland Place, West Bath; 18 avril 1846.

Monsieur, vous m'avez écrit pour me demander quels effets l'Ervalenta avait produits sur moi. Je m'empresse de vous informer que c'est à elle que je dois entièrement la bonne santé dont je jouis maintenant.

Je souffrais depuis trente ans d'une contraction du rectum, et je puis dire que ni les purgatifs ni les traitements ne m'avaient fait le moindre bien. Il y avait longtemps que j'avais dû renoncer à ces derniers, à cause des frais qu'ils m'occasionnaient ; quant aux purgatifs, mes souffrances me forçant d'y recourir chaque jour, mes intestins étaient devenus tellement irritables que je ne pouvais les faire agir sans d'atroces douleurs, et mon estomac s'était affaibli au point que j'avais dû renoncer à presque tous les aliments, l'un après l'autre. S'il m'arrivait de faire le plus modeste dîner, je ne pouvais fermer l'œil de la nuit ; j'avais des flatuosités des plus désagréables, et des douleurs dans les membres, surtout aux genoux et aux pieds. Tel est l'état dans lequel je me trouvais, lorsque je commençai à faire usage de l'Ervalenta. Je n'espérais point qu'elle me ferait grand bien; mais, comme je ne pouvais rien manger sans éprouver ensuite des douleurs d'estomac, je pensai que j'aurais peut-être moins de peine à digérer cette substance légère. Le lait étant trop lourd pour mon estomac, je pris d'abord l'Ervalenta à l'eau, avec un peu de beurre et de sucre. Je fus étonnée de lui trouver un goût plus agréable que ceux des farineux dont j'avais mangé jusqu'alors, et de la digérer sans éprouver aucune douleur, sauf un peu d'embarras pendant quelques minutes. Je continuai à en prendre deux fois par jour, et je m'aperçus que, plus j'en mangeais, plus j'y prenais goût. Après m'en être nourrie pendant huit jours, je vis que je dormais mieux ; s'il m'arrivait de me réveiller, je passais la nuit dans une tranquillité parfaite que je ne connaissais pas depuis longtemps. Peu à peu, les flatuosités et les douleurs que je ressentais à la tête, à l'estomac, et dans les membres, ont disparu l'une après l'autre. Je jouis maintenant d'une santé satisfaisante ; je puis me livrer à mes occupations habituelles, lire, écrire, travailler, etc., sans être en proie à cette langueur affreuse qui ne cessait de m'accabler. Il est rare que j'aie besoin de purgatifs, bien que ma maladie primitive ne soit pas entièrement guérie ; je ne puis du reste espérer qu'un tel bonheur m'arrive jamais ; car j'ai 60 ans, et cette maladie me tient depuis trop longtemps pour n'être pas devenue chronique ; sinon, je suis persuadée que, si grave qu'elle fût, elle aurait cédé aux bons effets de l'Ervalenta. Je n'ai point essayé de la Mélasse, comme j'aurais dû le faire, je le crois ; c'est le surcroît de dépense qui m'en a empêchée.

Plusieurs de mes amis se sont adressés à moi pour avoir de l'Ervalenta, et tous s'en sont bien trouvés. Je viens de guérir la fille d'un ecclésiastique qui souffrait depuis longtemps de constipation, de mal de tête, de douleurs dans l'épine dorsale, d'indigestion, d'insomnie, etc. Il y a deux mois à peine qu'elle s'est mise à prendre de l'Ervalenta à l'eau, et elle est aujourd'hui parfaitement guérie. Je ne suis point autorisée à vous dire son nom ; mais, si elle me le permet, et que cela soit utile, je vous en instruirai.

Je serais désolée qu'on empêchât la vente de ce salutaire aliment, et je ne puis croire que ses ennemis y parviennent jamais. Plus on le connaîtra, et plus je suis convaincue qu'on le prisera. Le soulagement qu'il apporte aux maladies résultant de l'indigestion a quelque chose de merveilleux. Je voudrais pouvoir vous être plus utile, mais vous me trouverez toujours prête à vous donner tous les renseignements qui pourront vous servir. Si l'on venait à interdire la vente de l'Ervalenta, ce serait à mes yeux un grand malheur pour les malades.

Agréez l'expression des vœux que je fais pour le succè [illegible] entreprise etc.

ABL[illegible] SMI[illegible].

P. S. J'ai été témoin des bons effets de l'Ervalenta dans une inflammation de l'estomac. Le malade ne pouvait supporter aucune espèce d'aliment, pas même un peu de *gruel* (bouillie de farine d'avoine), tandis que quelques cuillerées d'Ervalenta, prises de temps en temps, ont très bien passé.

N° 55.

Weymouth, 3 mai.

Monsieur, j'ai reçu la lettre que vous m'avez fait l'honneur de m'adresser le 26 avril dernier. C'est par curiosité seulement que j'ai pris de l'Ervalenta et de la Mélasse ; je n'étais nullement malade ; mais, ayant lu votre brochure, j'ai envoyé chercher de l'Ervalenta chez MM. Youens et Cie, pour voir ce que c'était. Je n'en ai pris qu'à déjeuner, sans me conformer à vos instructions, et, y prenant goût, j'en ai demandé un second paquet. Ne connaissant personne qui en ait fait usage, je ne puis parler de ses qualités médicinales ; tout ce que je puis dire c'est que, de la manière dont j'en ai fait usage, elle ne m'a fait aucun mal.

Signé, E. L. THOMAS.

N° 56.

5, York Terrace, Leamington ;
28 mai 1846.

M. Fairholme, à qui vous avez envoyé un paquet d'Ervalenta il y a quelque temps et qui en a obtenu de bons résultats, désire qu'on lui en envoie un autre, et transmet ci-joint un mandat de 17/10.

(*Voir aussi le No* 63.)

N° 57.

Hull, 28 mai 1846.

Monsieur, je vous transmets ci-joint un mandat sur la poste de 17/10 pour un paquet d'Ervalenta que je vous prie de m'envoyer par le prochain convoi de marchandises. Celui que je vous ai pris, il y a quelque temps, a fait beaucoup de bien à madame Withecomb ; il est de fait que ses effets ont eu quelque chose de miraculeux. Depuis de longues années, elle était sujette à la constipation et ne pouvait aller à la selle qu'au moyen de purgatifs, et encore n'était ce qu'avec beaucoup de peine ; mais, depuis qu'elle prend de l'Ervalenta, elle va tout naturellement à la selle tous les matins. Je suis prêt, quand il vous plaira, à rendre bon témoignage des effets surprenants de cette substance.

Signé, Th. WITHECOMB.

3 White Friars Gate.

(*Voir aussi le No* 58.)

N° 58. (*Voir le N°* 57.)

Hull, 31 juillet 1846.

Monsieur, je m'empresse de répondre à votre lettre qui vient de me parvenir.

Depuis vingt ans, ma femme souffrait d'une constipation habituelle; c'est en vain qu'elle avait employé tous les remèdes en usage, et, l'année dernière, il lui était devenu impossible de faire quelques pas sans une peine infinie. Cette maladie lui avait causé un affaiblissement général, et l'intestin sortait tellement que, lorsqu'elle parvenait à aller à la selle au bout de deux ou trois jours, il en résultait ensuite des douleurs atroces qui duraient des heures entières. Elle n'avait plus foi à aucun remède, et un chirurgien distingué lui conseillait de se faire faire une opération, lorsque le hasard fit tomber entre mes mains une de vos publications. J'achetai un paquet d'Ervalenta, et, trois jours après avoir commencé à en prendre, ma femme eut une selle naturelle, avec moins de douleur qu'auparavant. Aujourd'hui, qu'elle a consommé deux paquets, les souffrances atroces qu'elle éprouvait ont tout-à-fait cessé, et elle peut faire jusqu'à une lieue sans le moindre inconvénient. Elle va régulièrement à la selle tous les jours; sa santé s'est fort améliorée, et l'intestin ne sort pas comme auparavant. En un mot, elle n'est pas reconnaissable.

Si je puis contribuer, en quoi que ce soit, à faire connaître au public votre inappréciable farine, vous n'avez qu'à parler. Je vous autorise à faire tel usage que vous jugerez convenable de l'exposé qui précède, et à joindre mon nom et mon adresse; je suis également prêt à répondre à toutes les demandes de renseignement qui pourront m'être adressées.

J'ai oublié de vous dire que ma femme, avant de connaître votre Ervalenta, en était réduite à se tenir couchée sur un sofa, pendant une partie de la journée, et souffrait cruellement. A présent, cela ne lui arrive que rarement, et elle n'éprouve aucune souffrance. Ainsi, après être restée si longtemps faible et languissante, elle peut aujourd'hui se livrer aux soins du ménage avec un plaisir d'autant plus vif.

Je ne saurais assez remercier le ciel d'avoir fait tomber sous mes yeux votre annonce.

Signé, Th. WITHECOMB.

N° 59.

Nailsworth, près de Stroud, Gloucestershire; 5 juillet.

Monsieur, je vous transmets ci joint un mandat de 17/10 pour un autre paquet d'Ervalenta que je désire avoir le plus promptement possible.

Signé, (Le rév.) C. DAVIS.

P. S. L'Ervalenta m'a fait beaucoup de bien.

(*Voyez aussi le No* 60.)

N° 60. (*Voir le N°* 59.)

31 juillet 1846.

Monsieur, vous m'avez écrit le 28 de ce mois pour vous informer de l'effet qu'a produit sur moi votre Ervalenta, et pour me prier de vous en donner un témoignage favorable. Je suis tout prêt à le faire, si mon suffrage peut influer sur la vente de ce produit. Je suis naturellement sujet à la constipation, et, depuis 1841, année où j'allai m'établir à l'université d'Oxford, jusqu'au moment où j'ai commencé à faire usage de l'Ervalenta, c'est-à-dire, il y a quatre mois, la constipation m'occasionnait de tels maux de tête que ce n'était qu'avec beaucoup de peine que je pouvais lire ou étudier. Ayant vainement essayé des purgatifs et des lavements, je me décidai, il y a quatre mois, à essayer de l'Ervalenta. Je commençai par en prendre à déjeûner et à souper pendant six semaines, et je ne tardai point à en obtenir d'excellents résultats. J'en prends maintenant à souper, et j'ai l'intention de continuer, me portant mieux que cela ne m'était arrivé depuis six ans. J'ajouterai que, depuis que je me sers d'Ervalenta, mes maux de tête ont tellement diminué que j'ai l'espoir de les voir cesser tout-à-fait avant peu.

Signé, Ch. DAVIS, *Vicar* de Chavenage, Gloucestershire.

N° 61.

1, South Street, Moor, Sheffield; 30 juillet 1846.

Monsieur, je viens avec plaisir

rendre témoignage des bons effets que produit sur moi l'Ervalenta depuis quatre mois, après quatorze ans de constipation plus ou moins opiniâtre. Je crois que votre préparation est propre à guérir complétement cette maladie, pourvu qu'on suive vos instructions.

Signé, W. SMITH.

N° 62.

Richmond, Surrey; 25 juillet 1846.

Monsieur, votre agent, M. Youens, m'ayant conseillé de faire usage de votre Ervalenta, je considère comme un devoir de vous déclarer qu'elle m'a fait le plus grand bien. Les purgatifs que je prenais, depuis de longues années, n'avaient fait qu'aggraver la constipation dont je souffrais. L'Ervalenta m'en a délivré, et je puis maintenant me passer de tout médicament.

Signé, R. S. HODGSON,
Prêtre catholique.

N° 63. (*Voir le N° 56.*)

5, York Terrace, Leamington;
30 juillet 1846.

Monsieur, pour satisfaire à votre désir, j'ai pris deux paquets d'Ervalenta, pendant les trois derniers mois, et j'en ai éprouvé un soulagement très-considérable; si bien que j'ai l'intention de la continuer : je l'ai aussi recommandée à d'autres personnes.

Signé, GEORGES FAIRHOLME.

N° 64.

Little , Harlow,
1 août 1846.

Monsieur, je considère comme un devoir pour moi de vous faire connaître le résultat d'un essai que j'ai fait de votre Ervalenta et de votre Mélasse sur une femme de la maison. La malade souffrait depuis plusieurs mois d'une constipation des plus *opiniâtres*, au point de faire craindre pour ses jours. Les remèdes qu'elle employait chaque jour, d'après l'ordonnance des premiers médecins de Londres, non-seulement ne lui procuraient *aucun soulagement*, mais *aggravaient* encore sa maladie. C'est au commencement de cette année qu'elle s'est mise à prendre de l'Ervalenta et de la Mélasse, conformément à vos instructions, et, sauf la première semaine, pendant laquelle elle prit de la tisane que vous ordonnez, jamais elle n'a éprouvé le besoin de recourir *à un médicament quelconque*. Elle a continué à prendre de l'Ervalenta pendant trois mois, non parce qu'elle le jugeait nécessaire, mais parce que cet aliment lui plaisait. Elle se porte aujourd'hui parfaitement et n'a pas la moindre crainte d'une rechute. Vous pouvez, Monsieur, faire de cette déclaration tel usage qu'il vous plaira, et compter que je ne laisserai échapper aucune occasion de faire connaître avantageusement votre inappréciable découverte.

Je profite de cette occasion pour attester la réussite parfaite de votre Ervalenta, dans le cas dont il s'agit.

Signé, (Le Rév.) G. HEMMING.

N° 65.

Dean Square, Norwich; 3 août 1846.

Madame Hansell a l'honneur d'informer M. Warton que ce n'est point pour elle-même qu'elle a fait venir l'Ervalenta ; elle lui envoie ci-joint une attestation de la personne à laquelle le paquet était destiné, et qui s'en est fort bien trouvée ; mais son désir est de garder l'anonyme.

« Je déclare volontiers que, grâce à Dieu, l'Ervalenta me fait le plus grand bien, depuis cinq semaines que j'en prends; elle m'a dispensé complétement de faire usage de purgatifs, et je lui dois l'heureux changement qui s'est opéré dans ma santé. »

N° 66.

Morpeth, Northumberland; 5 août 1846.

Monsieur, j'ai reçu la lettre que vous m'avez fait l'honneur de m'écrire, le 28 du mois dernier, et dans laquelle vous m'informez, qu'ayant l'intention de publier un recueil de témoignages relatifs aux bons effets de l'Ervalenta, vous désireriez avoir une attestation de moi à ce sujet, si je n'avais pas de répugnance à vous la donner. Mais, comment m'y refuser, Monsieur ? Je ne comprendrais pas, qu'après avoir obtenu, en neuf semaines, d'aussi bons résultats que moi de votre inappréciable farineux, on pût être assez ingrat envers vous qui l'avez découvert, ou assez égoïste, assez borné, assez peu charitable envers ceux de nos semblables qui souffrent, pour ne pas satisfaire à une demande si raisonnable. Si je n'avais pas lu moi-même les attestations d'autres personnes, il est probable que j'ignorerais encore aujourd'hui la valeur de l'Ervalenta, et que, par conséquent, je serais encore malade. Comme mon désir est de faire à autrui ce que je voudrais qui me fût fait à moi-même, et comme beaucoup de personnes, en lisant mon témoignage, pourront reconnaître leur état de maladie dans le mien, je vais vous exposer en détail tout ce qui me concerne, en laissant de côté une fausse délicatesse qui me semble déplacée lorsqu'il s'agit de la santé d'autrui.

J'ai 42 ans, et, depuis mon enfance, je suis sujet à la constipation et aux violents maux de tête ; il est rare que je sois allé à la selle plus d'une fois en trois ou quatre jours, quelquefois même en huit ; et, lors même que je n'avais pas mal à la tête, je ressentais, en général, une oppression aux tempes, de fréquents étourdissements, un tintement d'oreilles, et, dans les derniers temps, une douleur nerveuse fatigante et indéfinissable aux deux extrémités de la mâchoire supérieure. Depuis plusieurs années, je ressentais une lassitude presque insupportable au-dessus de chaque épaule, et, de temps à autre, une douleur à l'omoplate droite. Je sentais à l'extrémité inférieure du gosier comme une tumeur ou comme quelque chose que j'aurais mal avalé, et cette sensation me quittait rarement. J'avais souvent, après mes repas, des éructations accompagnées quelquefois de parties de nourriture mal digérée, qui me remontaient à la bouche, et, d'autres fois, d'un liquide aussi âcre que le poivre de Cayenne. L'*acidité* m'importunait beaucoup : souvent la salive affluait dans ma bouche et s'en échappait pendant mon sommeil ; elle salissait mon oreiller, etc. J'avais, à mon réveil, la bouche mauvaise. J'éprouvais souvent, dans les reins, des douleurs et de la faiblesse ; mon urine déposait beaucoup, avait une couleur foncée, et répandait une odeur désagréable. Je souffrais d'hémorrhoïdes, j'éprouvais constamment de l'oppression à l'extrémité inférieure du rectum, et, depuis plusieurs années, une descente de cet intestin ne manquait jamais de m'arriver après chaque selle. J'avais la nuit des crampes dans les jambes et dans les pieds. Mes mains et mes pieds étaient souvent saisis d'un froid mortel qui remontait quelquefois jusqu'aux genoux, surtout lorsque j'étais forcé de me tenir assis ; cela m'arrivait même dans les plus grandes chaleurs, et, en même temps, j'avais la tête et le visage en feu. Ma mémoire était gravement altérée ; encore aujourd'hui, lorsque je m'assieds pour lire ou pour écrire, je ne manque presque jamais de m'endormir. Depuis quatre ou cinq ans, je me faisais tous les jours, après déjeûner, une injection, sans laquelle mes intestins seraient restés inactifs. Au printemps dernier, il m'est venu dans les reins une douleur aiguë et persistante, et l'affaiblissement que j'éprouvais au sphincter de l'anus, s'est encore accru. Bientôt, les injections ont commencé à manquer souvent leur effet ; j'ai été pris d'une faiblesse générale dans les articulations, même au poignet et dans les doigts, mais principalement aux genoux, les tendons postérieurs étant si faibles que je pouvais à peine marcher sans une forte canne. Souvent, lorsque j'étais au lit, il me prenait, dans ces mêmes parties, des espèces de crampes qui semblaient produites par cinq ou six tendons tirés presque au point de se briser, et causant chacun une douleur atroce. Enfin, mon appétit diminuait rapidement ; en cinq semaines, de la fin d'avril à celle de mai, je ne mangeai que trois fois de la viande. Je commençais à perdre tout espoir de me rétablir jamais, lorsque les annonces de vos agents de Londres attirèrent mon attention. Je m'empressai de me procurer un de vos recueils d'attestations qui me détermina aussitôt à faire venir de Londres un paquet d'Ervalenta ; et les bons effets que j'en ai obtenus ont fait que j'ai continué depuis lors à en prendre deux fois au moins par jour, et quelquefois trois, lorsque je l'ai jugé nécessaire. J'ai commencé à en faire usage le 30 mai au matin : aucune évacuation n'ayant eu lieu ni ce jour-là ni le jour suivant, je crus devoir prendre un lavement dans la soirée ; mais depuis lors, c'est-à-dire depuis plus de deux mois, je n'ai eu besoin ni de médicaments ni d'injection, et je suis allé à la selle régulièrement tous les matins, après déjeûner, ce qui ne m'était jamais arrivé précédemment sans recourir à des moyens artificiels.

Je suis donc délivré de celui de mes maux que je considère comme la cause de tous les autres, et j'espère que, cessant d'être entretenus par lui, ils ne lui survivront pas longtemps ; il est de fait que quelques-uns ont déjà disparu, et que d'autres penchent vers leur déclin, ainsi que l'indiquent les symptômes suivants. Depuis de longues années, je ne pouvais pas prendre de laitage sans avoir un violent mal de tête ; lorsque je me mis à en faire usage avec l'Ervalenta, suivant l'ordonnance, je fus pris d'un mal de tête opiniâtre qui m'obligea, pour m'en délivrer, de remplacer pendant quelque temps le lait par de l'eau. Mais aujourd'hui, je prends tous les jours du lait, et je n'éprouve que très-rarement du mal de tête, ou un dérangement d'estomac. J'ai toujours aimé le gros pain ; mais il me donnait constamment des aigreurs et me restait sur l'estomac. A présent, je ne consomme pas d'autre pain, et il ne me fait aucun mal. Mon urine est d'une couleur pâle, et sans aucun sédiment. Je n'ai plus de crampes depuis quelque temps ; je puis me passer de canne, et je prends des forces de jour en jour.

Vous m'avez donné très peu de temps ; ainsi je vous écris ces détails à la hâte ; mais j'espère qu'ils vous arriveront à temps pour être publiés.

Signé, U. H. (Esq.)

L'auteur de cette attestation a exprimé le désir que son nom ne fût pas publié ; mais il a autorisé M. Warton à annoncer qu'il était prêt à répondre à toutes les demandes de renseignement qui lui seraient adressées ainsi qu'il suit : « *U. H., Esq, ; care of Mr. Mitcheson, Newspaper Agent, Morpeth, Northumberland.* »

N° 67.

Ayrshire, Ecosse ; 6 août 1846.

Monsieur, faisant usage de votre Ervalenta depuis près d'un an, je suis heureux de pouvoir rendre témoignage des vertus qu'elle possède. Je souffrais depuis de longues années de maux d'estomac atroces, de constipation, et d'inflammation chronique des intestins ; j'étais forcé de prendre médecine tous les jours pour aller à la selle. L'usage de l'Ervalenta m'a fait un bien infini, bien qu'elle n'ait pas encore complètement triomphé de ma constipation. C'est donc avec empressement que je déclare reconnaître les précieuses qualités de l'Ervalenta. Puisse le ciel vous tenir compte du bien que vous avez fait à tant de malades !

Signé, (Le Rév.) ****

N° 68.

Hornby, Yorkshire ; 7 août 1846.

Monsieur, ce n'est pas moi qui ai fait usage du paquet d'Ervalenta, mais madame Alderson, qui s'en est très-bien trouvée. Cet aliment lui a paru tellement nourrissant et fortifiant, qu'elle continue à en prendre de temps en temps et toujours avec succès.

Signé, G. ALDERSON.

N° 69.

Southampton, 13 août 1846.

Monsieur, j'ai l'honneur de vous annoncer, en réponse à votre lettre, que j'ai pris de l'Ervalenta pour combattre la constipation dont j'étais atteint. Elle me paraît excellente pour déjeûner, et je continue d'en prendre. C'est à mon avis un aliment fort sain et propre à soulager la constipation, et même à la guérir chez certains individus.

Signé, J. KILLOW.

N° 70.

Keydon on Southwold, Suffolk ; 31 août 1846.

Monsieur, vous m'avez écrit pour vous informer du résultat de l'essai que j'ai fait de votre Ervalenta. Je m'empresse de vous répondre que je n'en ai fait usage que très-peu de temps, à cause d'une fièvre qui m'est survenue, et que depuis mon rétablissement, je n'en ai point repris. Mais pendant tout le temps que j'en ai fait usage, j'ai obtenu chaque jour une selle facile et abondante, ce qui ne m'était pas arrivé depuis de longues années ; car j'avais souvent passé quatre et cinq jours sans pouvoir dégager mes intestins. J'ai eu recours bien des fois aux purgatifs ; mais le soulagement qu'ils me procuraient, n'était que momentané, et l'usage fréquent de ce moyen en neutralisait complètement l'effet. Je suis convaincu que l'Ervalenta peut déterminer chaque jour une évacuation sans le secours d'aucun médicament, et qu'elle doit être d'un grand soulagement pour les malades.

Signé Th. FREEMAN.

P. S. Je vous prie de ne point m'appeler en témoignage et de vous borner à faire usage de cette lettre.

N° 71.

Islip, Thrapstone, Northamptonshire ; 31 août 1846.

Monsieur, m'étant absenté de chez moi, je n'ai reçu qu'hier, au presbytère de Wold, votre lettre du 27 ; sans cela, je n'eusse pas tant tardé à vous répondre.

Ce n'est pas moi qui ai fait usage d'Ervalenta, mais ma femme, et je suis heureux de vous annoncer qu'elle s'en est parfaitement trouvée. L'*Ervalenta seule*, sans Mélasse ni médecine d'aucune espèce, l'a guérie de la constipation dont elle était atteinte.

Si je connaissais d'autres personnes qui eussent fait usage de cet excellent aliment, je tâcherais de les décider à donner leurs témoignages en sa faveur; mais je suis certain que vous en aurez assez pour vaincre l'opposition que vous rencontrez.

Signé, (Le Rév.) W. WILLIAMSON.

N° 72.

Albion Hôtel, Brighton; 31 août 1846.

Monsieur, il y a plusieurs mois que je n'ai pris d'Ervalenta; mais pendant tout le temps que j'en ai fait usage, j'ai été très-satisfait de ses bons effets sur ma santé.

Signé, H. JAMES.

N° 73.

3, Petersburg Place, Bayswater; 31 août 1846.

Monsieur, j'ai l'honneur de vous informer, en réponse à votre lettre, que ma femme, ma sœur, et moi, nous faisons depuis trois ans usage de votre Ervalenta pour une constipation déjà ancienne, et que nous continuons toujours à en prendre. Vous apprendrez avec plaisir que nous en avons obtenu les meilleurs résultats. La première année nous avons aussi pris de la Mélasse, suivant vos instructions, et nous eussions continué si c'eût été moins coûteux.

Signé, J. SHAVE.

N° 74.

Londres, 1 septembre 1845.

Monsieur, l'usage de votre Ervalenta m'a fait beaucoup de bien. Au commencement, j'en ai pris deux fois par jour; mais maintenant je n'en prends plus que le matin. J'en ai tiré un double avantage ; d'abord je me suis trouvé complétement guéri de l'indigestion permanente dont je souffrais depuis de longues années, malgré les ordonnances de plusieurs médecins et chirurgiens distingués; et ensuite, cette guérison m'a permis de traiter convenablement d'autres maux auxquels je suis sujet.

L'Ervalenta a fait aussi beaucoup de bien à madame Hinton et à sa sœur. J'en ai conseillé l'usage à un de nos voisins, M. Brown, qui s'en est parfaitement trouvé.

Je suis étonné que les médecins de ce pays-ci vous suscitent des difficultés; mais je présume qu'elles ne peuvent être que d'une nature particulière, et qu'on ne saurait procéder judiciairement contre vous. Si le contraire arrivait, je considérerais comme un devoir pour moi de reproduire sous serment devant n'importe quel tribunal, la déclaration qui précède.

Signé, (Le Rév.) JAMES HINTON
(Maître-ès-Arts.)
5, Grove Road, St. John's Wood, Londres.

N° 75.

Knebworth, Stevenage, Herts; 1 septembre 1846.

Monsieur, je m'empresse de vous annoncer, en réponse à votre lettre, qu'un membre de ma famille a pris, il y a quelques mois, de votre Ervalenta comme aliment, et qu'il l'a trouvée agréable et saine; elle n'a pas tout-à-fait dispensé de recourir aux purgatifs, mais elle a paru soulager le malade qui souffrait auparavant d'une irritabilité des intestins et de coliques. Je dois dire qu'elle nous avait été recommandée par un ami qui avait pu, grâce à elle, renoncer complétement aux purgatifs.

Signé, (Le Rév.) Ch. PEARSON.

N° 76. (*Deux Cas.*)

Colchester, 1 septembre 1846.

Monsieur, je m'empresse de vous informer, en réponse à votre lettre, que l'Ervalenta m'a fait beaucoup de bien. Je lui attribue complétement l'heureux changement qui s'est opéré dans ma santé ; je puis maintenant me passer de toute espèce de purgatifs, et je me porte beaucoup mieux qu'auparavant; car, depuis de longues années, je n'avais cessé de souffrir de la dyspepsie et des maux qui l'accompagnent.

Madame Gorton s'en est aussi très-bien trouvée, et j'ai conseillé à plusieurs de mes amis d'en faire usage. Je suis convaincu qu'employé convenablement, l'Ervalenta est propre à guérir toutes les maladies d'estomac en rétablissant les fonctions de cet organe, et en mettant ainsi les personnes habituées aux purgatifs en état de s'en passer complètement : le but que vous vous étiez proposé se trouve donc atteint.

Signé, Th. GORTON.

N° 77.

Castle House, Denbigh, Wales; 2 septembre 1846.

Monsieur, j'ai reçu hier la lettre que vous m'avez adressée. Je ne puis donner, relativement à l'efficacité de l'Ervalenta, aucune attestation qui ait quelque utilité pour vous; l'état du malade dont je vous ai parlé, n'ayant pas permis de continuer à lui faire prendre de votre préparation. Tout ce que je peux vous annoncer, c'est que j'en ai entendu dire beaucoup de bien.

Signé, J. H. CLOUGH.

N° 78.

Wainfleet, 2 septembre 1846.

Monsieur, je vous annonce avec le plus grand plaisir que votre Ervalenta a produit, dans ma famille et sous mes yeux, les meilleurs effets sur une personne affligée de constipation opiniâtre, de maux de tête, et d'une faiblesse extrême. L'Ervalenta est à mes yeux un remède du plus grand prix.

Signé, J. PICKWORTH.

N° 79.

2, Southern Cottages, Bayswater, Londres; 4 septembre 1846.

Monsieur, madame Shave, mon amie et ma voisine, vient de me communiquer la lettre que vous lui avez adressée. Ayant fait usage de votre Ervalenta, et m'en étant fort bien trouvée, je m'empresse de venir en attester les bons effets, et je désire que ce témoignage puisse vous être utile contre les difficultés que l'on vous suscite. On ne vous avait pas donné mon nom, parce que M. Youens ne connaissait pas mon adresse.

Signé, S. SMALLEY.

N° 80.

Bristol, 4 septembre 1846.

Monsieur, j'ai pris de votre Ervalenta pendant plus de deux ans, à divers intervalles. Jamais nourriture ne m'a mieux convenu. Je l'ai recommandée à plusieurs amis, comme je le ferais encore à toute personne dont la digestion serait pénible ou dérangée.

Je désire cependant que mon nom ne paraisse dans aucune publication.

Je fais des vœux, Monsieur, pour la continuation du succès de votre excellente préparation; et je suis etc.

****, (Esq.)

P. S. Il est fâcheux que vous n'ayez point de dépôts dans nos grandes villes.

N° 81.

Ca   Lane, Sheffield; 5 septembre 1846.

Monsieur, j'ai pris deux ou trois paquets de votre Ervalenta ; je l'ai trouvée agréable au goût; et elle m'a fait assez de bien. Mais je pourrai vous en parler plus au long, lorsque j'en aurai suffisamment essayé. Je souffre de la constipation depuis trente ans.

Signé, S. CLAYTON.

N° 82.

12 Alfred Street, Bedford Square, Londres; 15 septembre 1845.

Monsieur, j'ai fait l'essai d'un paquet d'Ervalenta lorsque j'habitais Temple House, à Chilvers Coton, près de Nuneaton, Warwickshire. Je reconnais que cet aliment m'a fait beaucoup de bien pour la constipation dont je souffrais.

Signé, J. PRICE.

N° 83. (*Deux Cas.*)

Post Office, Spithal, Lincolnshire.

Monsieur, votre lettre m'est parvenue hier, et je m'empresse de vous répondre selon vos désirs. Je serais désolé qu'on interdît l'importation de votre excellente Ervalenta en Angleterre ; car je suis convaincu que d'absurdes préjugés ou l'ignorance des bons effets de votre remède, peuvent seuls empêcher qu'on n'en fasse ici une consommation considérable.

J'ai commencé à en faire usage au mois d'octobre dernier, et j'en ai pris depuis lors régulièrement deux fois par jour. Mon intention est de continuer encore quelque temps : le bien que j'en ai éprouvé m'engage, non-seulement à en prendre encore moi-même, mais à recommander ce remède à tous ceux de mes amis qui sont atteints de la même incommodité que moi. Depuis longtemps je souffrais de maux d'estomac et d'intestins qui m'occasionnaient d'affreuses douleurs à la poitrine et au côté droit, avec des étourdissements, un obscurcissement de la vue, et une constipation presque continuelle. Je n'avais pas d'appétit, je ne dormais pas, et il en résultait pour moi perte de forces et amaigrissement. J'essayais de tous les remèdes que me conseillaient les médecins les plus distingués, mais je n'en obtenais aucun résultat *permanent*; la maladie revenant toujours exactement, que je suivisse mon régime ou non.

Grâce à votre remède, je suis délivré des étourdissements et des maux de tête; les autres symptômes sont considérablement diminués, et finiront, je l'espère, par disparaître aussi. J'ai recouvré assez de forces pour prendre beaucoup d'exercice à pied et à cheval, sans éprouver de fatigue. J'ai totalement renoncé, ou peu s'en faut, aux pilules et autres apéritifs que je prenais presque tous les jours.

J'ai recommandé votre Ervalenta à un de mes amis qui habite Lincoln, et qui était atteint de constipation plus gravement encore que moi. Il en a également obtenu de bons résultats; les forces lui sont revenues et son incommodité a diminué.

Vous pouvez faire tel usage qu'il vous plaira de cette déclaration, et s'il vous était utile d'avoir d'autres renseignements sur ce qui me concerne, je m'empresserais de satisfaire à vos désirs.

Signé, JOHN LYON.

N° 84.

DE LA PART D'UN MEMBRE D'UN DES COLLÉGES DE CAMBRIDGE.

L'usage de la farine appelée Ervalenta et de la Mélasse Warton m'ayant fait le plus grand bien, je profite de l'occasion pour en exposer les véritables effets.

J'ai reconnu que ces effets, loin de démentir ce que M. Warton en dit dans son *Traité sur la Constipation*, et de n'être qu'une illusion sous un rapport quelconque, sont parfaitement conformes à l'exposé de l'inventeur et aux affirmations solennelles que contient son Traité.

Il y a près de deux ans, je souffris pendant six mois d'une constipation opiniâtre qui me mit au supplice. J'essayai, d'après le conseil de mon médecin, de la faire cesser au moyen d'une décoction d'aloës, décrite dans la pharmacopée; mais tous mes efforts furent inutiles: non-seulement la maladie persista, mais elle fit même de plus grands progrès. Six mois après, c'est-à-dire, il y a un an, la lecture du Traité de M. Warton sur la Constipation, m'apprit l'existence de l'Ervalenta. Je résolus de voir si cette subtance alimentaire produirait sur moi des effets aussi salutaires que ceux qu'elle avait déjà produits sur tant d'autres personnes, à en juger par les nombreux certificats et témoignages que contenait l'ouvrage.

En suivant les instructions qui accompagnaient le paquet, j'éprouvai du soulagement en une semaine, et cette nourriture me sembla constamment aussi agréable que substantielle. Au bout de trois ou quatre mois, j'étais délivré de mon atroce et opiniâtre maladie. J'en fus quitte pour longtemps; mais elle finit par revenir, quoique avec beaucoup moins de force qu'avant. Je me remis à prendre de l'Ervalenta et de la Mélasse qui me rétablirent encore. Depuis lors, la maladie est revenue, et je la traite de la même façon.

Comme ces deux réapparitions ont été tout-à-fait bénignes, comparativement à la gravité primitive de la maladie, et que l'Ervalenta procure un soulagement toujours prompt et assez durable, ma santé est en voie d'amélioration. C'est important pour moi qui ai 81 ans passés; et cela me décide à ne plus faire usage de purgatifs. Ils ne produisent jamais sur moi d'aussi bons résultats que l'Ervalenta et la Mélasse; au contraire, ils rendent malades mes intestins et leur ôtent presque toute leur énergie. Cet effet est du reste, selon moi, celui que produisent invariablement les purgatifs. Au contraire, je ne pense pas que l'Ervalenta et la Mélasse puissent jamais faire le moindre mal aux intestins; car j'en ai toujours obtenu du soulagement et du bien-être sans en être jamais incommodé le moins du monde.

L'irritation qu'occasionne et qu'entretient dans le canal intestinal un long usage de purgatifs, empêche la constipation de se guérir, en ôtant à ces organes presque toute leur énergie naturelle; tandis que l'Ervalenta et la Mélasse, si longtemps qu'on en fasse usage, agissent sur les intestins sans y occasionner d'irritation. C'est à cela que tient leur importance inappréciable au point de vue médical; car elles tendent ainsi, non point à augmenter, mais à diminuer beaucoup la constipation, et quand il s'agit de personnes moins âgées que moi, à guérir radicalement la maladie, j'en suis convaincu.

Sans doute les purgatifs m'ont bientôt débarrassé des matières fécales, mais pour le moment seulement, et le soulagement qui s'obtient par ce moyen, a toujours été suivi chez moi d'un resserrement plus opiniâtre. Il faut, au contraire, un jour ou deux à l'Ervalenta et à la Mélasse pour produire leur effet ; mais une fois qu'il est commencé, il continue régulièrement tous les jours pendant une longue période de temps.

Si l'Ervalenta et la Mélasse ne détruisent pas radicalement la maladie, ainsi que cela m'est arrivé, elles l'adoucissent du moins, comme je l'ai déjà dit ; tandis que les purgatifs ne la détruisent, ni ne l'adoucissent. Ils produisent trois effets distincts, mais également certains ; ils procurent un soulagement momentané, ils augmentent progressivement la maladie, et ils abrégent les jours du malade.

Ayant commencé par lire attentivement, non-seulement l'exposé de M. Warton, mais encore les certificats et les témoignages que renferme son Traité sur la Constipation, je me suis trouvé en état, après avoir fait usage moi-même des deux substances, de juger si l'exposé de M. Warton contenait quelque chose de mensonger, et je déclare que je n'y ai rien trouvé de semblable. J'en suis si loin, que, d'après ce que j'ai éprouvé et ressenti dans mes intestins, et d'après l'amélioration de ma santé en général, je me suis cru en droit de dire qu'il a fait une heureuse découverte. Je remercie donc de nouveau M. Warton du bien que m'ont fait ses deux préparations.

Les personnes qui prétendent qu'elles n'ont point de vertu curative, et que par conséquent elles font simplement illusion, leur font un reproche aussi absurde qu'injuste. Il n'est pas, à ma connaissance, de substance médicale nouvellement découverte, qui ait été plus loyalement annoncée au public pour *ce qu'elle est au vrai et rien de plus.*

Si par des motifs d'intérêt particulier, on tentait d'interdire légalement à M. Warton d'importer son Ervalenta et sa Mélasse en Angleterre, si l'on empêchait ainsi les malades de s'en servir pour leur soulagement, et que l'on les réduisît à faire usage, comme auparavant, des purgatifs ; si l'on faisait, dis-je, une telle tentative, je suis certain qu'elle n'aurait pas plus de succès ici qu'en France, et qu'en outre le *jury* prenant en considération l'intention malveillante des demandeurs, non-seulement à l'égard des malades, mais à l'égard de M. Warton, ne manquerait pas d'adjuger à ce dernier des *dommages-intérêts.* ****

N° 85.

5, Brownlow Street, Bedford Row, [Londres ;] 18 septembre 1846.

Monsieur, je m'empresse de vous informer, en réponse à votre lettre du 16 de ce mois, que l'Ervalenta vient d'être, à ma connaissance, éminemment utile pour une maladie toute différente, je crois, de celles qui sont énoncées dans votre brochure.

Une jeune personne éprouvait depuis fort longtemps, dans les reins et au bas du dos, des douleurs qui provenaient probablement de faiblesse et de croissance rapide, et qu'aggravaient la fatigue et le froid. On consulta, au mois d'octobre dernier, un médecin distingué de Londres, qui, faute de renseignements suffisants, j'imagine, conclut d'après les symptômes à une affection rhumatismale, et ordonna

deux ou trois fois par jour.

Après huit ou dix jours de ce traitement, les intestins qui, l'année précédente, étaient fort resserrés, se relâchèrent et devinrent très-irritables pendant plus d'un mois, malgré l'emploi de la strychnine, de

etc. ; certains jours, la malade allait trois ou quatre fois à la selle, et, d'autres fois, elle restait constipée trois ou quatre jours de suite.

Ayant entendu parler de l'Ervalenta par le docteur Ashburner, je conseillai d'en faire usage suivant les instructions contenues dans votre brochure. L'effet ne s'en fit pas attendre ; les douleurs et les inquiétudes de l'abdomen cessèrent aussitôt, l'irritabilité des intestins disparut, et leurs fonctions s'opérèrent avec régularité.

Ce régime a été suivi pendant plusieurs mois, et aujourd'hui les intestins sont toujours dans l'état le plus satisfaisant, bien que l'usage de l'Ervalenta ait été suspendu depuis quelque temps. *Signé*, J. BUXTON, M. D. M. R. C. S.

(Membre du Collége Royal de Chirurgiens.)

P. S. Je regrette de ne pouvoir vous donner de plus amples détails.

N° 86.

High Street, Wotton Bassett, Wiltshire ; 15 septembre 1846.

Monsieur, je m'empresse de vous

informer, en réponse à votre lettre, que je souffrais depuis douze ans d'une constipation qui m'occasionnait des hémorrhoïdes, de l'indigestion, de violentes douleurs d'entrailles, et diverses autres maladies qu'il serait fastidieux d'énumérer. Une annonce de votre Ervalenta me tombant sous les yeux, je résolus d'en essayer, et, depuis six mois que j'en prends, je puis dire qu'elle m'a fait plus de bien que toutes les drogues dont j'avais fait usage depuis le commencement de mon infirmité. Mes intestins ont longtemps résisté à l'influence de l'Ervalenta ; mais, en persévérant, je les ai amenés à remplir régulièrement chaque jour leurs fonctions. Je prends de l'Ervalenta à déjeûner et le soir. Je suis tout-à fait délivré des hémorrhoïdes ; ma santé est meilleure, j'ai repris des forces ; mais ma langue est encore chargée, et ma digestion n'est pas tout-à-fait satisfaisante. J'espère qu'en un an, ma maladie, si opiniâtre qu'elle ait été, se trouvera complétement guérie.

Signé, W. MAPSON.

N° 87.

Ballinamore, comté Leitrim, Irlande; 24 mai 1846.

Monsieur, je me suis servi de votre Ervalenta, et elle m'a fait beaucoup de bien. Mais, comme je demeure dans le comté d'Irlande le plus éloigné, je serais bien aise qu'on pût le vendre à Dublin. Peut-être, vous pourriez avoir un dépôt chez Bewly et Evans, New-Sackville-Street, et je l'aurais à meilleur marché.

Je suis sûr que, si l'Ervalenta était introduite en Irlande, elle aurait une grande réputation.

Signé, Mary HARRIS.

N° 88.

Boston (Amérique), 6 juin 1846.

Monsieur, j'ai sous mes yeux votre lettre du 3 courant.

Je n'ai que deux paquets d'Ervalenta chez moi ; il m'en faudra une nouvelle remise bientôt. L'Ervalenta continuera à se vendre; on est toujours content de ses effets. Le prix est le seul obstacle à son succès.

Signé, J. S. HOUGHTON.

N° 89.

Lynn, Norfolk; 10 avril 1847.

Monsieur, je me trouve forcé de vous adresser cette lettre, ayant reçu la nouvelle de Messieurs Youens et Cie, vos agents de Londres pour la vente de l'Ervalenta, qu'ils se trouvent dans ce moment sans cette farine, et qu'il est incertain quand ils en pourront recevoir davantage. Ils m'apprennent aussi que le gouvernement français a prohibé l'exportation de tout article qui ait des propriétés alimentaires, et que c'est la raison pourquoi ils sont aujourd'hui sans Ervalenta. Je désire vous informer que ma femme avait été longtemps dans un état de santé extrêmement délicat, ce qui provenait principalement d'une constipation très-opiniâtre : elle souffrait presque continuellement des douleurs cuisantes et d'une extrême sensibilité dans la tête; elle était rarement soulagée, excepté par de fortes médecines. Au mois de novembre dernier, votre Traité a été placé dans ses mains par un ami : elle se décida à essayer l'Ervalenta et la Mélasse, et aussitôt elle éprouva leurs excellents effets. Quoiqu'elle n'ait eu que trois paquets, elle est décidément beaucoup mieux et plus forte; mais je crains que, si elle n'obtient promptement une autre remise d'Ervalenta, tous ces bénéfices et bons résultats seront perdus, car elle ne connaît rien qui puisse lui être substitué. Elle trouvait un si grand soutien dans l'Ervalenta, et si exactement la chose qui convenait à ses besoins, qu'elle en sent la perte très-vivement, et je crois qu'à présent elle ne peut pas avoir du soulagement sans cette farine. J'espère donc que vous voudrez bien excuser ma pressante demande, et que vous fournirez votre agent aussi vite qu'il vous sera possible, pour que madame Pitcher puisse obtenir un paquet; car, à moins qu'elle ne le reçoive bientôt, je crois que le manque de cette substance aura des suites très fâcheuses pour sa santé.

En vous assurant que c'est avec le plus grand plaisir et la plus grande reconnaisaance que je parle des bons effets de l'Ervalenta, je suis, Monsieur, etc. Robert PITCHER.

Nota. On trouvera dans le chapitre VI l'extrait d'une Attestation anglaise qui n'est pas comprise dans la liste précédente, c'est-à-dire, de celle de Mlle *** (« *Angl.* A »), du 2 juillet 1846, dans la première section

Les autres extraits des Attestations anglaises se trouvent aux numéros suivants, savoir : B au N° 74 ; C, N° 54 ; D, 58 ; E, 30 ; F, 5 ; G, 10 ; H, 29 ; I, 34 ; J, 2 ; K, 66.

RÉSUMÉ

DES PROPRIÉTÉS DE L'ERVALENTA,

et considérations sur les avantages qu'en retire l'humanité souffrante.

La science médicale possédait déjà quelques moyens pour guérir la constipation invétérée, tant par des agents thérapeutiques qu'hygiéniques ; ceux-ci trop fatalement en oubli, ceux-là momentanés dans leurs effets, condamnaient les personnes atteintes de cette terrible affection, source inépuisable de maladies diverses, à passer le reste de leurs jours dans une espèce d'agonie lente, dans la plus profonde inquiétude et tristesse. Les purgatifs, si salutaires en tant d'occasions, les lavements, sont deux agents qui nuiront toujours, à quelques exceptions près, dans le cas de constipation invétérée ; ils ne pourront que l'aggraver.

Notre esprit, occupé assez longtemps de cette question capitale, nous conduit à la recherche de quelque moyen sûr pour prévenir la constipation, pour la détruire une fois arrivée, pour empêcher qu'elle se répète. Nous ne pardonnâmes pas aux veilles, à une étude obstinée, à des expériences sans nombre. Nous arrivons enfin à trouver une substance qui, exempte de toute espèce de drogue pharmaceutique, parfaitement assimilable, d'une digestion la plus innocente, et à la portée du riche comme du pauvre, tant son prix est modéré, guérit radicalement la constipation la plus obstinée, qui naguère avait résisté aux moyens médicaux les plus variés. Nous voulons parler de l'Ervalenta, substance alimentaire, dont les bienfaits se font sentir aujourd'hui dans tous les coins du globe. Quels effets prodigieux ne produit-elle pas partout où son usage se répand !

En effet, si l'on considère que, sans animalisation, point de santé, que, sans l'assimilation des substances à nos propres organes, point de réparation, point d'actes physiologiques; que la constipation rend impossibles et l'assimilation et l'animalisation, on ne tarde pas à concevoir que cet état fatal du tube digestif doit entraîner nécessairement une foule de maladies diverses selon les organes, et selon les fonctions qu'ils sont appelés à accomplir. Le cœur, les vaisseaux sanguins, les lymphatiques, les chylifères, les poumons, le cerveau, la moelle épinière, les nerfs du mouvement et du sentiment, les organes des sens, vision, ouïe, odorat, gustation, et toucher, les exhalants cutanés, les glandes sécrétoires, les tissus fibreux, adipeux, cellulaire, tendineux, etc. etc., — comment pourront-ils réparer leurs pertes, accomplir leurs fonctions, et ne pas devenir maladifs dans l'état de constipation ? Mille médicaments divers sont alors appliqués, mais très-souvent sans succès, en produisant des effets contraires. Pourquoi donc alors ne pas attaquer la cause, la constipation ? Tout rentrerait dans l'ordre par cette manière d'agir, toute rationelle et qui saute aux yeux. Mais, dira-t-on, les purgatifs laxatifs, cathartiques, drastiques, ont été employés, mais leur action n'a produit qu'un résultat rapide comme l'éclair; le mal au lieu de guérir s'est empiré. Cela ne pouvait être autrement. Notre Ervalenta produira d'autres effets bien distincts ; elle guérira ce que les purgatifs, les lavements n'ont pu guérir, ce qu'ils ont aggravé. Jetons un coup-d'œil rapide sur ce sujet.

La constipation provient d'une irritation permanente de la muqueuse intestinale, qui, en se propageant à la musculeuse, contracte constamment celle-ci, empêche la sécrétion de celle-là, et la stagnation de matières stercorales devient inévitable. Alors les purgatifs, les lavements sont invoqués, ils désemplissent les intestins ; mais quels effets laissent-ils à leur suite? Les voici : ils augmentent l'irritation intestinale, et la constipation devient plus opiniâtre : les pauvres malades sont forcés de recourir à ces moyens violents, et finissent, après un long usage, par paralyser toute action des intestins ; ils sont sujets à faire des efforts insupportables et souvent inutiles pour expulser les matières fécales, troublant ainsi le système nerveux, causant des congestions du sang au cerveau, donnant lieu aux hernies, aux hémorrhoïdes presqu'inévitables. L'abus des purgatifs affaiblit, détruit même, la faculté digestive, fait disparaître l'appétit, jette les organes dans une espèce de marasme; ils ne fonctionnent plus, le sommeil manque, la douleur se fait sentir partout, des maladies sans nombre se déclarent, et les misérables malades tombant dans la plus affreuse mélancolie, descendent au tombeau victimes des remèdes opposés à la guérison de leur constipation, source inépuisable de tant d'affections.

Examinons-en sommairement quelques-unes, et voyons les bienfaits produits par l'Ervalenta.

La gastrite, la gastralgie, l'entérite, l'entéralgie, toutes les maladies du tube digestif ont une tendance opiniâtre à la chronicité quand dès leur début elles ont été négligées ou mal traitées : les aliments dont on fait usage augmentant de jour en jour l'irritation de cet organe, ne tardent pas à amener les suites fatales dont nous avons déjà fait mention. Si, au lieu de se servir d'une nourriture irritante, productrice de ces affections, on faisait usage de notre Ervalenta, la guérison ne tarderait pas à se produire. Car c'est peut-être la seule substance qui, à la fois nourrissante et complètement assimilable, ne laisse aucun résidu qui puisse irriter la muqueuse d'aucune partie du tube digestif: aussi les évacuations des matières fécales se font journellement avec toute liberté, et tout rentre dans l'ordre. Les troubles généraux, les affections nouvelles qu'elles avaient créées de toute espèce, disparaissent progressivement à leur suite.

Les maladies du foie, de cet organe si important, d'une exploration aussi difficile dans ses actes physiologico-pathologiques qu'elle est facile dans ses proportions anatomiques, ont embarrassé maintes fois les praticiens les plus habiles. Néanmoins, l'usage de l'Ervalenta a rendu sa guérison aussi facile que celle d'autres organes, et l'on s'en rend parfaitement compte, quand on sait que cet organe est destiné à l'accomplissement de la digestion en commun avec l'estomac, les intestins, et que, ceux-ci rétablis par l'Ervalenta, le foie revient à son état normal, comme conséquence nécessaire.

On sait combien sont communes les affections du cœur et de tout l'arbre circulatoire du sang, et l'on comprend sans peine la part que le mauvais état du sang doit prendre à la production de ces maladies. Sans une digestion parfaite, point d'hématose normale;

sans un sang pur, point de régularité dans le mouvement circulatoire, point de réparation des organes ; désordre partout. Détruisez la constipation, les digestions deviendront faciles, l'assimilation de matières nutritives se fera sans peine, le sang sera réparé, son centre de circulation reprendra son mouvement ordinaire, et tous nos tissus répareront leurs pertes. Existe-t-il quelque lésion anatomico-pathologique incurable ? insistez alors davantage pour éviter ou détruire la constipation : ceci est d'une importance extrême. Et si, comme nous l'avons déjà établi, l'Ervalenta est la seule substance qui puisse amener ce bon résultat, on verra bien de quelle utilité est dans ces cas l'usage de cette substance précieuse.

Les poumons, organes de la respiration, sont sujets à des maladies diverses, dont quelques-unes se perpétuent autant que la vie elle-même:—comment échapperont-ils aux lésions, si le sang qu'ils sont chargés de purifier (en brûlant par l'oxygène de l'air le charbon qu'il rejette), et duquel ils doivent se nourrir, ne contient pas les proportions normales, ou charie dans son cours des principes hétérogènes qui sont déposés çà et là, formant autant de corps étrangers, véritables parasites, qui plus tard doivent constituer une destruction de tissus ? La phthisie pulmonaire, la bronchite chronique, le pneumo-thorax, l'hydro-thorax, etc. etc., sont des maladies qui tuent une grande partie de notre espèce, après l'avoir fait passer par tous les degrés de consomption la plus pénible. Nous n'avons pas la prétention de les guérir, mais nous osons affirmer que, par l'usage de notre Ervalenta, bien de ces misérables souffrants trouveraient une vie moins languissante et d'une plus longue durée. Aucun d'entre eux ne se voit exempt, soit d'une constipation opiniâtre, soit d'une diarrhée sans terme. Quoi de plus naturel que de mettre en ordre le tube digestif, de combattre cette complication qui empire encore la maladie elle-même ? L'emploi de l'Ervalenta peut-il jamais être mieux indiqué que dans ce cas ? Nous en avons bien l'expérience.

La céphalalgie, les différentes névroses, migraines, etc., l'hypochondrie, l'épilepsie, la catalepsie, l'hystérie, et une foule d'affections diverses du système encéphalo-rachidien sont des maladies presque toujours liées à un mauvais état des voies digestives, et souvent on les voit disparaître quand celles-ci commencent à fonctionner normalement. Sans avoir besoin d'entrer dans de longues explications, et tenant présent tout ce que nous avons déjà répété, nous conseillerons dans tous ces cas l'usage de notre Ervalenta, qui, en attaquant la cause, détruirait ses effets, et ceux qui en feraient usage ne sauraient que nous remercier, se voyant ainsi libres d'affections pareilles, contre lesquelles avaient échoué un grand nombre de remèdes.

Les hémorrhoïdes sont un produit tout mécanique de la constipation. Par les efforts que les personnes constipées sont forcées de faire, les vaisseaux de l'anus sont comprimés, les veines gorgées de sang se dilatent, celui-ci devient stagnant, se coagule, et une vraie varice se produit, obstacle nouveau et augmentant sans cesse la difficulté de la défécation. Encore une fois, détruire la cause, et son effet ne se produira plus. Rendre la digestion facile, entretenir la liberté du ventre, et les hémorrhoïdes ne tourmenteront plus. L'emploi de l'Ervalenta ne peut que produire cet effet si salutaire: tous autres moyens, purgatifs, lavements, onguents narcotiques, n'y feront rien, et le mal ne pourra qu'empirer.

Pour la chute du rectum, sa contraction permanente et spasmodique, nous ne ferions que répéter les mêmes causes, les mêmes moyens que ceux qui précèdent.

Les éruptions cutanées, si multiples, proviennent très-fréquemment de la constipation et des digestions laborieuses. L'usage de l'Ervalenta, en faisant disparaître ces deux causes, guérit plusieurs de ces affections, et nous l'avons constaté dans un certain nombre de cas.

Si nous voulions parler de toutes les maladies dont l'origine n'est autre que la constipation, la mauvaise digestion, l'état pathologique du tube digestif, nous ne finirions pas, car quel est l'organe qui ne soit soumis à ses influences? Et en conséquence, quel est l'organe qui ne reviendrait pas à son état normal par l'usage de l'Ervalenta? Combien de bienfaits ne retirerait-on pas de son emploi presque dans toutes les maladies à leur état de chronicité, et dans leur état aigu lorsque l'alimentation doit faire suite à la diète? Pourra-t-on trouver une nourriture plus saine, de digestion plus facile, de réparation plus progressive, plus innocente? Ne devrait-on pas s'attendre à guérir un nombre incalculable d'affections les plus diverses par ce seul traitement? Plaise à Dieu qu'un jour l'emploi de l'Ervalenta soit répandu partout pour le bien de l'humanité souffrante!

Les personnes de cabinet, toutes celles qui vivent d'une vie sédentaire, les femmes surtout, victimes de maladies propres à leur sexe, de leur genre de vie, sont précisément celles à qui nous devrions nous adresser de préférence, car ce sont elles qui sont les plus sujettes aux mauvaises digestions, à la constipation, et à leurs suites funestes. Combien de fois, par l'usage de l'Ervalenta, échapperaient-elles à tant d'affections qui les accablent, à tant de drogues qui pallient le mal qui bientôt doit s'exaspérer et en produire un autre bien autrement nuisible, à tant d'explorations plus ou moins répugnantes, parfois malfaisantes, à tant de coups de bistouri et de cautérisations atroces dont la moderne chirurgie est si prodigue, à une vie si triste et si misérable, à une mort enfin prématurée et inévitable!

Les enfants, chez lesquels la mort fait tant de ravages, n'est-il pas vrai que le mauvais état de leurs viscères abdominaux entraîne la constipation, les convulsions, la diarrhée, la difficile dentition, les maladies éruptives, les paralysies, les crampes, les vers intestinaux, les péritonites, les gastrites, la gastralgie, les hépatites, la consomption tuberculeuse, les calculs urinaires et hépatiques, etc., etc.? Pourquoi donc priver ces êtres innocents, dès le début de leurs dérangements gastro-intestinaux, d'une substance qui, tout en arrêtant ces indispositions, préviendrait l'arrivée d'une ou de plusieurs de ces maladies qui feront plus tard succomber la moitié de ceux qui en seront atteints? L'emploi de l'Ervalenta produit chez les adultes des bienfaits sans nombre ; mais chez les enfants, nous pouvons l'assurer, cette substance, convenablement employée, sauverait la vie à la plupart de ceux qui succomberaient malgré les moyens employés jusqu'ici.

Les vieillards, dont les viscères abdominaux sont les premiers organes prêts à se déranger, ont besoin de se nourrir des aliments en rapport avec la force affaiblie dont ils jouissent. Il n'est pas difficile de combiner leur nourriture; mais la constipation, la difficile digestion, se déclare chez eux, avec le cortége de maladies terribles qui en sont la suite obligée, et auxquelles l'âge avancé prédispose, et alors on voit échouer tous les moyens employés pour arrêter le progrès rapide de ces affections : ils languissent sous l'influence d'une diarrhée sans terme, ils meurent tout épuisés. Si, dans une incommodité quelconque, ils faisaient usage de l'Ervalenta, ils ne tarderaient pas à se rétablir, ils éviteraient des maladies qui ne sont pas loin à venir, ils prolongeraient leur vie au-delà de ce qu'on a l'habitude de voir.

Enfin dans les convalescences des maladies, toute précaution deviendra insuffisante, si dès les premiers jours on met à la discrétion des convalescents des aliments que leurs forces digestives ne peuvent pas encore supporter. On a tous les jours à déplorer les plus tristes conséquences de cette faute impardonnable, surtout après des maladies longues ou pénibles par leurs dégats. L'usage de notre Ervalenta rendrait les plus grands services dans ces cas. Substance la plus digestible, nourrissante sans danger, elle fortifierait le convalescent, et le mettrait en peu de temps en disposition de tout digérer. Qu'on ne perde pas de la mèmoire cet avertissement, surtout pour l'appliquer chez les enfants, chez le vieillard, chez les personnes d'une constitution délicate.

Nous venons de voir dans tout ce qui précède que l'Ervalenta est une substance purement alimentaire, d'un goût agréable, d'une digestion la plus facile, douée d'une force réparatrice la plus innocente. Elle a la vertu de guérir la constipation la plus invétérée et la plus opiniâtre, tout dérangement du tube gastro-intestinal, et les nombreuses maladies qui s'ensuivent. Cette vérité est confirmée par le raisonnement, par les nombreuses attestations que nous livrons au public dans ce livre, et par beaucoup d'autres que nous conservons, et que nous recevons chaque jour. La gratitude de ceux qui ont éprouvé les effets bienfaisants, et comme prodigieux, de cette substance depuis si longtemps par nous recherchée, nous rend cet hommage. Tout en étant reconnaissant de la justice qu'on nous rend, nous finirons en disant que les grands services que nous rendons à l'humanité souffrante, par la découverte et par l'emploi de l'Ervalenta, remplissent notre cœur de joie.

Nota. Nous nous faisons un plaisir de fournir gratis de l'Ervalenta aux médecins, pour les mettre à même de constater eux-mêmes que cette substance alimentaire a les propriétés que nous lui attribuons.

APPENDICE.

SECTION I.

Publication de temps en temps des Cures Authentiques opérées par la Méthode Alimentaire.

Pour mettre le public à même de reconnaître l'efficacité de la Méthode Alimentaire pour la diminution de la maladie parmi les hommes, nous nous proposons de publier de temps en temps un échantillon des cures authentiques qui auront été opérées par ce moyen. A cet effet, nous invitons tous les médecins qui ordonnent l'Ervalenta et la Mélasse Warton à leurs malades, ainsi que toutes les personnes qui font usage de ces substances, de nous communiquer en détail les cures qu'elles auront obtenues, ou dont elles auront été témoins (*a*). Nous demandons avec instance qu'on veuille

---

(*a*) Il serait à désirer que les attestations qui nous seront transmises, relativement à la Méthode Alimentaire portassent sur un ou plusieurs des points suivants :

Les effets,

1° Sur les petits enfants, soit malades, soit maladifs, soit en bonne santé ;

2° Lorsqu'il forme une partie de la nourriture des personnes âgées, soit malades, soit infirmes, soit de bonne santé ;

3° Sur les jeunes personnes délicates ;

4° Sur les femmes mariées ou non-mariées qui sont dans un état de débilité ;

5° Sur la faiblesse en général ;

6° Sur l'accroissement des forces musculaires et le développement du corps ;

7° Sur l'appétit faible ou éteint ;

8° Sur l'insomnie pendant les heures de repos ;

9° Sur les somnolences fréquentes pendant les heûres d'activité ;

10° Sur les maux de tête habituels ;

11° Sur les mauvaises digestions ;

12° Sur les vents d'estomac ;

13° Sur l'acidité de l'estomac ;

14° Sur les douleurs fréquentes d'estomac ;

15° Sur les maladies d'estomac en général ;

16° Sur la constipation ;

17° Sur la diarrhée, ou relâchement de l'évacuation alvine ;

18° Sur la dyssenterie, ou évacuation de sang par les intestins ;

bien nous permettre d'ajouter à ces attestations le nom et l'adresse des personnes qui nous les auront transmis; mais toutes les fois que cette faculté nous sera refusée, nous respecterons religieusement la volonté des correspondants.

Les personnes qui nous fourniront des renseignements de ce genre, et surtout celles qui ne nous refuseront pas leur nom et leur adresse, auront souvent la douce satisfaction de contribuer à rappeler un malade à la santé et un mourant à la vie; de rendre au mari sa femme, au père son enfant, aux enfants leur mère chérie; de faire tomber promptement en désuétude des méthodes de traitement qui, au lieu de guérir la maladie, ne font souvent que la perpétuer; qui, au lieu de soulager l'humanité souffrante, prolongent ses misères; qui, au lieu de rétablir la santé, conduisent trop souvent vers le tombeau.

Ce n'est que longtemps après avoir fait connaître au public les propriétés de l'Ervalenta et de la Mélasse Warton, que nous avons pu obtenir une attestation signée d'une personne qui avait, à notre connaissance, éprouvé un remarquable soulagement de l'emploi de ces substances. Cette répugnance a retardé pendant deux ans la propagation de la Méthode Alimentaire, et par conséquent les effets bien-

---

19° Sur les maladies d'intestins en général;
20° Sur les maladies de foie;
21° Sur les affections du système nerveux et du cerveau;
22° Sur la mélancolie et l'hypochondrie;
23° Sur les personnes menacées ou atteintes de phthisie pulmonaire;
24° En retardant ou en empêchant les attaques d'apoplexie;
25° Sur la goutte;
26° Sur le rhumatisme;
27° Sur l'épilepsie;
28° Sur les hémorrhoïdes;
29° Sur la contraction fixe du rectum;
30. Sur la descente du rectum;
31. Sur la difficulté d'uriner;
32. Sur l'incontinence d'urine;
33. Sur les éruptions cutanées;
34. Sur l'extinction des maladies compliquées;
35. Sur les maladies chroniques en général;
36. Sur les maladies qui ont résisté à toute autre espèce de traitement;
37. Sur la convalescence.

faisants qu'elle aurait produits dès l'origine sur tant d'individus qui se trouvaient dans un état de souffrance. Presque tout le monde exigeait, pour être convaincu, qu'on produisît des attestations de guérisons, et personne ne voulait fournir l'attestation de sa guérison, pour convaincre les autres; ou du moins on refusait les *noms* et les *adresses,* tandis que ces accessoires sont indispensables pour que les attestations aient quelque utilité. Cette répugnance provenait de ce qu'il s'agissait de la constipation et des autres affections des organes digestifs ; mais du moment qu'on sait que tant de maladies proviennent de dérangements dans les fonctions de ces organes, on ne doit pas s'excuser facilement de témoigner publiquement d'un fait qui peut adoucir les souffrances de ses semblables. Nous osons donc espérer que cet appel sera entendu.

SECTION II.

Tentatives pour décréditer l'Ervalenta et la Mélasse Warton.

Bien que la grande utilité de l'Ervalenta et de la Mélasse Warton soit démontrée par les cures constatées, nous avons rencontré une vive opposition, et nous nous sommes trouvés en butte à des persécutions réitérées et préjudiciables pour nos intérêts. Si grand que soit le pouvoir curatif de l'Ervalenta et de notre Mélasse, on a tenté à plusieurs reprises d'étendre un voile sur leurs vertus, de présenter leurs propriétés sous un faux jour, de déguiser leur nature, et de leur attribuer une fausse origine. Quand on fait une découverte capable de rendre des services au genre humain, on sait avec quel œil de jalousie ceux dont elle blesse les intérêts considèrent ses progrès, et quelles manœuvres ils emploient fréquemment pour lui ravir ses chances de succès (*a*).

(*a*) Les poursuites que le gouvernement a dirigées contre nous à l'instigation de la Société des Pharmaciens, sont un exemple, entre beaucoup d'autres que nous pourrions citer, des persécutions auxquelles nous avons été en butte. Il est facile de comprendre le motif qui a déterminé ces actes d'hostilité (qui portent, non-seulement contre nous, mais contre la conservation même de malades et de mourants); car l'Ervalenta et la Mélasse sont destinées à remplacer à l'avenir l'usage abusif des purgatifs et des lavements. Au reste, l'issue de ces persécutions a toujours

Toutefois il est à remarquer que les auteurs des articles malveillants, qui ont paru dans les journaux au sujet de l'Ervalenta et de notre Mélasse, n'ont point signalé les trois particularités qui sont les seules dont la connaissance peut intéresser essentiellement le public si elles sont fondées. Tout en blâmant ce qu'ils ont supposé être la nature de ces deux substances alimentaires, aucun des auteurs dont nous parlons n'a osé avancer :

1° Que lorsqu'on en fait usage conformément aux instructions qui les accompagnent, elles *ne guérissent pas* les maladies que nous affirmons, et que les auteurs de nos attestations affirment aussi, être guéries par elles. Si cependant ces substances ne guérissaient pas ces maladies, ce serait là un fait beaucoup plus important à communiquer à leurs lecteurs, que tout autre détail, qui ne doit être nécessairement que secondaire dans la question.

2° Aucun de ces mêmes auteurs n'a osé avancer que la totalité ou une partie quelconque des cures nombreuses et extraordinaires qui ont été opérées par la Méthode Alimentaire, et que nous avons déjà publiées, étaient fausses ou manquaient d'authenticité. Si cependant ces cures n'étaient pas réelles, il était fort important pour un grand nombre de leurs lecteurs que ce fait fût établi.

3° Aucun de ces auteurs n'a osé accuser de fausseté nos *affirmations solennelles* relatives aux propriétés de l'Ervalenta et de notre Mélasse. Si cependant ces affirmations n'étaient pas conformes à la vérité, ces auteurs pouvaient, en le démontrant, atteindre plus sûrement le but qu'ils se proposaient, c'est-à-dire arrêter la vente de ces substances, qu'en remplissant un énorme volume de matières aussi déplacées que celles qu'ils ont mises au jour.

Ces auteurs disent que plusieurs chimistes ont analysé l'Ervalenta et ont démontré quelle était la plante qui la produisait. C'est ainsi qu'on a donné successivement pour origine de cette farine, jusqu'à huit plantes essentiellement différentes l'une de

---

tourné au profit de la propagation de la Méthode Alimentaire ; car elles ont constamment prouvé ces deux faits importants : 1° que les plaintes dont nous avons été l'objet n'avaient aucun fondement (voir la 12e section du chapitre VI); 2° que l'Ervalenta et la Mélasse avaient rendu d'immenses services à un très grand nombre de personnes qui souffraient cruellement de maladies graves et compliquées (voir les attestations dans lesquelles il est parlé de ces persécutions).

l'autre. Mais s'il est vrai que ces analyses aient été faites, un pareil assemblage de contradictions dans les résultats obtenus démontre que quelquefois, au moins, les recherches de la chimie n'apprennent rien. Certains journalistes sont toujours prêts à se mettre à la disposition des gens, ou plutôt à vendre leurs services. Il en est d'autres qui traitent avec une inconcevable légèreté tout ce qui concerne de pareilles découvertes, aimant mieux s'étendre sur les imperfections imaginaires qu'ils leur attribuent, que de reconnaître leur utilité réelle. D'autres enfin trouvent plus agréable de faire des descriptions idéales qui puissent exciter le rire (souvent aux dépens d'hommes d'un grand mérite), que de rendre sérieusement compte au public de vérités importantes ; ils considèrent comme indispensable de plaire à la majorité de leurs lecteurs, et pensent, souvent à tort, que cette majorité ne se compose que d'individus frivoles et bornés.

SECTION III.

Contrefaçons nombreuses. — Indices pour les reconnaître.

Pour celui qui cherche le soulagement ou la guérison d'une maladie par l'emploi de l'Ervalenta, ou de l'Ervalenta et de la Mélasse Warton, il est important de connaître, si ce qu'on lui offre pour ces substances, *en est réellement* ou non ; car si ce n'en était pas, il ne pourrait espérer ni être guéri, ni même soulagé.

Il sera ainsi cruellement trompé dans son attente pour l'amélioration de sa santé ; mais ce n'est pas tout : le contrefacteur, — cherchant à tirer profit, par tous les moyens possibles, de celui qu'il trompe, s'il ne parvient pas à le gagner en lui faisant du bien, plutôt que de manquer son but, se permettra peut-être de lui faire du mal. Les substances qu'il offrira pour l'Ervalenta et la Mélasse Warton pourront être, si cela est nécessaire à ses desseins, non-seulement tout autres que les substances pour lesquelles elles sont vendues, mais encore elles pourront être absolument nuisibles, — ou même capables de ruiner la santé pour la vie.

Le portrait que nous venons de faire d'un contrefacteur n'est exagéré en rien : pour s'en convaincre, il suffit de consulter les annales de la Police Correctionnelle, soit de la capitale, soit des villes de province.

Si l'application de ces réflexions aux objets contrefaits en général n'est pas imaginaire, combien n'est-elle pas plus juste, a l'égard de l'Ervalenta et de notre Mélasse! — Substances qui se prêtent *de toute manière* à l'art funeste des contrefacteurs?

Combien peu de personnes, par exemple, s'il est question de vérifier la nature des parties constituantes d'un amas farineux, possèdent la science nécessaire pour pouvoir séparer, d'avec les particules légitimes et bienfaisantes de la farine elle-même, les atomes étrangers et nuisibles qu'un contrefacteur pourrait y avoir introduits! Cependant, comme la véritable Ervalenta est un amas farineux, nécessairement toutes les contrefaçons de cette substance le seront aussi.

Sont-ils nombreux encore, ceux qui savent éliminer d'une substance onctueuse et visqueuse, les matières étrangères et malfaisantes que l'on pourrait y avoir fait entrer, et qui lui ressemblent? Or, comme la vraie Mélasse Warton est une substance onctueuse et visqueuse, inévitablement toutes les imitations frauduleuses de cette substance le seront également.

Nous avons dit que l'Ervalenta et cette Mélasse se prêtent *de toute manière* à l'art funeste des contrefacteurs.

L'imitateur frauduleux trouvant à la fois dans ces deux substances, lorsqu'elles sont véritables, — et une apparence qui ressemble à celle des substances *les plus simples et les plus communes,* — et des propriétés qui, sous le rapport des guérisons promptes et extraordinaires qu'elles opèrent, *ne ressemblent à aucun autre agent connu,* — désespère bientôt de découvrir la nature réelle de ces deux corps : c'est pourquoi il se hâte de suppléer, *par artifice,* au savoir qui lui manque.

Néanmoins, cet imitateur n'ignore pas un des effets que l'une et l'autre de ces deux substances produisent sur le corps de l'homme : —celui du relâchement des viscères abdominaux. Comme cet effet est le plus sensible, et ce qui peut seul contenter ses pratiques, il s'en occupe exclusivement. Ses connaissances assez intimes de « *la Matière Médicale* », fournissant à son esprit une liste étendue d'agents qui produisent cet effet, ne le laissent pas longtemps en défaut. Décidant ce qu'il fera, il se met à l'œuvre, et « *lestement* » deux articles sont confectionnés pour la vente, — destinés à satisfaire, pendant quelque temps, une clientelle *crédule et simple.*

Il ne se soucie guère des autres effets que les agents dont il fait choix peuvent produire, outre l'effet de relâchement, sur les malades qui s'adressent à lui ; quoiqu'il n'y ait pas une seule substance dans la « *Matière Médicale* », qui ne produise des effets additionnels, plus ou moins salutaires, plus ou moins pernicieux. Pour l'effet principal, il pense avoir réussi ; pour les autres effets qu'il regarde comme subordonnés, qu'ils soient faibles ou forts, bons ou mauvais, il se persuade que tout passera, sans que l'on y fasse attention.

L'exactitude de ce raisonnement ne peut pas être niée, ni même combattue; car la chose est *évidemment* ainsi. Mais, malheureusement, ce n'est pas dans le raisonnement seul que notre justification se trouve; elle se trouve aussi dans les *faits :* nous allons en parler dans quelques instants.

Par ce qui précède, nos lecteurs auront reconnu, avec pleine évidence, que ce que nous avons dit, savoir *que l'Ervalenta et la Mélasse Warton se prêtent* de toute manière *à l'art funeste des contrefacteurs,* est absolument vrai.

Ils auront reconnu aussi que, sans que nous fournissions des INDICES *certains et faciles* pour mettre tout le monde à même de distinguer *infailliblement* l'Ervalenta et la Mélasse Warton qui sont véritables de celles qui sont fausses, il n'y a presque personne qui puisse se protéger contre les imitations frauduleuses de ces deux substances.

Ces *indices* sont au nombre de six :

1° Notre *signature* sur chaque paquet d'Ervalenta et sur chaque bouteille de Mélasse, ainsi écrite,

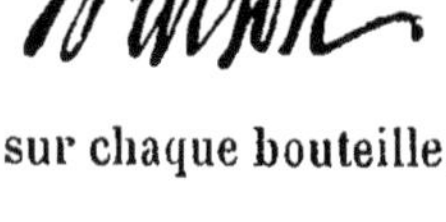

2° Notre cachet sur chaque paquet et sur chaque bouteille, comme ci-contre :

C'est avec ce cachet, qui donne une impression en creux (*et non en relief comme d'ordinaire*), que chaque paquet d'Ervalenta et chaque bouteille de notre Mélasse sont scellés.

3° les noms d'*Ervalenta* et de *Mélasse Warton* sur le paquet de l'un, et sur la bouteille de l'autre.

Il faut s'assurer qu'*aucun* changement ni *aucune* modification n'ont été apportés dans l'orthographe de ces deux noms.

4° Notre cachet dans son état *intact*, sur chacun des deux objets.

On comprend que si le cachet a été brisé ou n'est pas complet, le paquet peut avoir été ouvert, vidé, et rempli de matières fausses.

5° Le paquet *plein*, et son enveloppe *intacte*.

On comprend que si le paquet n'est pas plein, ou si l'enveloppe n'est pas intacte sur tous les côtés, le paquet a été nécessairement ouvert, et peut avoir été vidé, et rempli d'une autre matière farineuse ayant la même apparence que l'Ervalenta.

6° La corde de la bouteille de la Mélasse dans son état *entier*, c'est-à-dire, sans avoir été *coupée*, ou séparée du cachet.

Comme le cachet est placé sur les deux bouts de la corde, on comprend que si la corde a été coupée, elle est séparée du cachet, et que par conséquent la bouteille peut avoir été ouverte ; que la vraie Mélasse Warton a pu en être enlevée et la bouteille remplie de mélasse ordinaire, soit de canne, soit de betterave ou d'autre matière. Aussi longtemps que le cachet se trouve placé sur les deux bouts de la corde, sans que cette dernière ait été coupée ou séparée du cachet, on est certain que la bouteille n'a pas été ouverte.

Une lecture attentive de tous ces *indices de vérité* fera reconnaître que jamais l'on ne doit acheter, comme Ervalenta ou Mélasse Warton, les substances que, dans les pharmacies ou ailleurs, on peut vendre *à petits poids, ou en portion de paquet ou de bouteille.*

Dans diverses villes de France, il y a des *pharmaciens* qui se sont faits contrefacteurs de l'Ervalenta ; qui fournissent aux personnes souffrantes qui ont le malheur de s'adresser à eux, tout autre chose que l'Ervalenta qu'ils affirment tirer de chez nous, et qu'ils se font payer comme telle.

Ces pharmacopoles sans principe, VIVENT DU MAL QU'ILS FONT A CEUX QUI LEUR DEMANDENT LES MOYENS DE GUÉRIR ! Ainsi ils fournissent à ces personnes qui ne soupçonnent pas la fourberie, des mélanges farineux ressemblant à l'Ervalenta, mais d'une nature toute opposée, c'est-à-dire très-active, et extrêmement irritante ; — substances qui, étant prises en quantité considérable tous les jours, pendant une période de temps prolongée, comme on fait dans le traitement de l'Ervalenta, font à ces personnes un mal qui ne se terminera peut-être qu'avec leur vie. Les matières nuisibles qu'ils débitent ainsi, ils ne les appellent pas moins Ervalenta,— ERVALENTA VÉRITABLE !

Quelques-uns de ces pharmaciens qui déshonorent leur profession et l'humanité, confectionnent une matière pour l'Ervalenta, qui, outre la propriété commune à la plupart de ces compositions, celle d'altérer la santé, possède encore cette autre, de devenir *noire* par la cuisson !

Cet abus ne pourrait pas exister, si les malades secondaient nos efforts, en veillant à leurs propres intérêts ; s'ils se refusaient d'acheter, comme Ervalenta et comme Mélasse Warton, des substances qui ne portent pas les six indices de vérité que nous avons fournis aux pages 120 et 121. A quoi bon ne pas permettre qu'il sorte de nos magasins, ni l'Ervalenta ni cette Mélasse qu'en paquet et en bouteilles cachetés, — cachetés avec le cachet de notre Maison, et revêtus de notre signature,—si les personnes souffrantes veulent bien croire, sur les paroles d'un contrefacteur, que les mélanges divers qu'il a confectionnés pour ces deux produits, sont l'Ervalenta et la Mélasse Warton aussi véritablement que les deux substances qui sont contenues dans les paquets et les bouteilles portant tous les indices de vérité ?

Si ces personnes n'obtiennent aucun des effets salutaires qu'auraient produits sur eux l'Ervalenta et la Mélasse Warton véritables; — si même, au lieu d'apercevoir une amélioration dans leur santé, elles éprouvent un accroissement très prononcé du mal, provenant des agents destructifs que de tels mélanges contiennent ; — à qui la faute ? Nous avons fait tout ce que nous pouvions, et tout ce qu'il fallait faire pour les protéger contre la fraude ; mais il n'y a pas moyen de protéger ceux qui ne savent pas soupçonner quand il leur manque de bonnes raisons pour croire.

Si, en agissant ainsi, ces personnes dépensaient *moins* pour ces mélanges délétères, qu'il ne fallait pour se procurer l'Ervalenta et la Mélasse Warton vraies, ce serait pour eux une faible justification; mais il n'en est pas même ainsi : nos prix pour ces deux produits sont moins élevés que ne le sont les prix pour les mélanges malfaisants des contrefacteurs. En prétendant détailler les marchandises réelles de notre Maison *à petit poids, ou en portion de paquet ou de bouteille,* c'est une occasion pour eux de demander 25 p. 100 de plus que le prix fixe, pour tout le monde, des produits purs et véritables dans nos magasins.

Nous espérons que ces raisons, si fortes et si nombreuses, auront leur influence naturelle, — en empêchant toutes les personnes *sensées,* de recevoir de qui que ce soit, comme les produits de la Maison Warton, les matières vendues *à petit poids, ou en portion de paquet et de bouteille;* — les matières, par conséquent, qui ne présentent pas les six indices de vérité que nous avons indiqués aux pages 120 et 121; et qu'ainsi le vil métier de ces pharmaciens qui, en se faisant au besoin chevaliers d'industrie, déshonorent le corps très-estimable auquel ils appartiennent, recevra un coup mortel. Mais si notre espérance était trompée, tout en traitant, jusqu'à présent, ces contrefacteurs avec plus de délicatesse qu'ils ne nous ont traité nous-même, nous livrerons leurs noms à la publicité, et nous les poursuivrons avec toute la rigueur de la loi, comme volant le public, et comme infracteurs iniques de nos droits particuliers.

Aurait-on jamais cru pouvoir trouver parmi le corps des pharmaciens, qui ont été, auprès du Ministère Public, *les instigateurs* de notre procès, — des pharmaciens qui vendraient non pas l'Ervalenta elle-même, mais, *comme Ervalenta,* ce qui ne l'était pas; — non pas les substances saines, ou au moins celles qui *ne pouvaient pas nuire,* mais des substances qui sont véritablement pernicieuses, ou qui peuvent même ruiner la santé? Aurait-on jamais cru que la fraude de ces individus aurait commencé *aussitôt que* la Cour Royale de Paris eut prononcé définitivement en notre faveur, et après nous avoir renvoyé de toute plainte?

Mais il faut aussi avertir le public de se tenir sur ses gardes contre l'achat des contrefaçons de l'Ervalenta provenant d'individus qui prétendent pouvoir fournir cette substance pure et véritable, en donnant pour raison, qu'*ils ont été employés dans notre Maison*. Comme, pour les personnes éclairées, avoir été employé dans notre Maison, ne prouverait jamais que ces individus ont plus de connaissance de *la nature intime* de ces deux produits, que ceux qui n'y sont jamais entrés, nous aimons à croire que les marchandises qu'elles peuvent offrir au public, rencontreront le même refus de sa part, que celles des *pharmaciens-contrefacteurs*, dont nous nous sommes occupés principalement dans cette section.

Que nous soyons parfaitement compris. Nous n'avons pas le désir d'empêcher personne de confectionner des substances pour être employées dans le même but que les nôtres. Ce que nous voulons est tout simplement, que les auteurs de telles substances ne se servent, pour opérer leur débouché, d'aucun *des indices de vérité* que nous donnons au public pour *distinguer* nos produits de tout autre. Nous voulons *qu'ils n'emploient pas notre signature,* nous voulons *qu'ils n'imitent pas notre cachet,* et enfin *qu'ils n'appliquent pas à leurs inventions nos désignations spéciales d'Ervalenta et de Mélasse* (dite) *de la Cochinchine* (Mélasse Warton).

Ces noms sont acquis *à nous seul,* et personne que nous ne peut se permettre de les employer sans se compromettre devant les lois.

De plus, l'emploi, fait exclusivement par nous, de ces deux noms, est la principale protection que le public puisse avoir contre l'usage des préparations nuisibles ou dangereuses auxquelles la cupidité peut journellement donner naissance. Ils doivent être plus qu'insensés ceux qui croient que l'on serait autorisé à voler à celui qui en jouit légitimement, la signature, le cachet, et les noms mêmes des choses; c'est-à-dire, LES SEULS MOYENS que possède le public de *distinguer* entre les produits qui doivent conduire à une grande amélioration de la santé, et ceux qui puissent la ruiner.

C'est pourquoi nous prévenons que *tout individu* qui mettra en vente une substance quelconque, sous le nom d'Ervalenta ou de Mélasse *(dite)* de la Cochinchine (Mélasse Warton), ou qui se servira de notre signature, de notre cachet, ou d'aucun autre des indices de nos vrais produits, *sera traduit devant les tribunaux.*

FIN.

www.ingramcontent.com/pod-product-compliance
Ingram Content Group UK Ltd.
Pitfield, Milton Keynes, MK11 3LW, UK
UKHW031914260826
14628UKWH00003B/1191

9 782019 670740